Monthly Book

Medical Rehabilitation

編集企画にあたって………

　近年の医学研究の進歩により難病においても様々な治療法の選択が可能となってきた．疾患によっては長く日常生活動作能力を維持し，社会活動に参加することが可能となった．しかしながら，難病の中でも特に神経難病は依然として根治治療がないのが現状であり，病状が進行すると24時間介護が必要となるため，患者および家族の負担は極めて大きい．最も患者数の多いパーキンソン病は，高齢になるほど発病率が上昇するため，超高齢社会の我が国においては，今後も患者数が加速的に増加すると予測されている．患者数の増加が不可避である現状において，患者の日常生活動作を維持し自立期間をいかに延ばすかは，医療経済学的見地からも喫緊の課題となっている．

　神経難病では集学的医療を提供することで，良好な運動機能を長期間維持することが可能になってきている．これまでの国内研究ではリハビリテーションや疾病管理についての研究は少ないが，海外の研究では，パーキンソン病患者の疾患に関する教育や指導は，患者のQOL維持に貢献する，とされている．さらに運動に関する教育プログラムを提供した群は，運動機能の悪化が抑制されたなどの報告があり，適切なリハビリテーションを提供することの重要性が提唱されている．今後の患者数の増加も見越し，患者の日常生活動作を維持し自立期間をいかに延ばすかにあたり，リハビリテーションの果たす役割は大きく，チームでのリハビリテーション介入により認知・運動機能をいかに維持していくかが重要となる．

　厚生労働行政推進調査事業で筆者が行った調査研究では，難病患者が在宅療養を継続していくためのリハビリテーション管理方略を明確にすることを目指すものであり，Barthel Index平均値フォローアップで日常生活動作能力は3年後も維持されていた．介護保険のみならず，医療保険を利用した病院外来リハビリテーションで専門知識を有した医師・療法士らによるチームでの包括的なリハビリテーションの提供，時間数の確保が重要でADL維持と有意な関連を認めた．また，同じ調査研究で，比較的勤務年数が長い理学療法士であっても，主治医との情報共有や神経難病への知識不足を自覚していることが明らかとなった．

　本特集では神経難病医療での第1人者の先生方にチームで支える難病医療の最前線を執筆頂いた．多くのリハビリテーション関係者に本特集をご一読いただき，全国でチームとして神経難病医療，リハビリテーションに取り組んで頂ける医療関係者を増やしていくことができれば幸いである．

2024年3月
植木美乃

Key Words Index

Writers File

ライターズファイル（50音順）

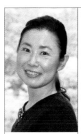

石山麗子
（いしやま れいこ）

1992 年	武蔵野音楽大学音楽学部卒業 音楽療法を通じ知的障害児入所施設に入職
1998 年	大阪障害者職業センター，職業カウンセラー
2001 年	梅香苑ケアプランセンター，介護支援専門員
2005 年	東京海上日動ベターライフサービス株式会社，王子ステーション所長
2008 年	同，シニアケアマネジャー
2013 年	国際医療福祉大学大学院博士課程修了（博士：医療福祉学）
2015 年	日本介護支援専門員協会，常任理事
2016 年	厚生労働省老健局振興課，介護支援専門官
2018 年	国際医療福祉大学大学院，教授

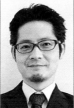

上出直人
（かみで なおと）

2001 年	北里大学医療衛生学部卒業 相模原友愛温泉病院リハビリテーション科
2003 年	（〜20 年）北里大学東病院リハビリテーション部
2006 年	同大学医療衛生学部，助手
2010 年	桜美林大学大学院博士後期課程修了（老年学博士）
2015 年	北里大学医療衛生学部リハビリテーション学科理学療法学専攻，講師
2019 年	同，准教授

田中勇次郎
（たなか ゆうじろう）

1974 年	東京都立府中リハビリテーション学院作業療法学科卒業 財団法人厚生年金事業振興団湯河原厚生年金病院
1976 年	社会福祉法人のうけん療育会
1980 年	東京都衛生局人局神経病院，府中病院，多摩療育園などに勤務
2013 年	東京 YMCA 医療福祉専門学校，専任教員
2016 年	NPO 法人訪問看護はっとステーション，非常勤勤務
2018 年	東京都内保健所，在宅難病患者訪問相談事業に従事
現在，	一般社団法人東京都作業療法士会，会長

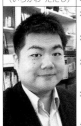

市川 忠
（いちかわ ただし）

1986 年	東京医科歯科大学医学部卒業 同大学神経内科入局 国保旭中央病院内科系研修
1988 年	東京医科歯科大学附属病院神経内科
1989 年	NTT 関東逓信病院神経内科
1991 年	埼玉県障害者リハビリテーションセンター内科
1994 年	東京医科歯科大学大学院医学研究科神経内科専攻卒業
1994 年 4 月	埼玉県総合リハビリテーションセンター神経内科，科長
2007 年	同，診療部長
2013 年	同，医療局長
2018 年	同，副センター長
2021 年	同，副センター長/同，病院長
2022 年	同，センター長

菊地 豊
（きくち ゆたか）

2000 年	札幌総合医療専門学校（現：北海道リハビリテーション大学校）理学療法学科卒業 公益財団法人脳血管研究所美原記念病院入職
2008 年	群馬大学大学院医学系研究科保健学専攻基礎理学療法学博士前期課程修了
2011 年	公益財団法人脳血管研究所美原記念病院神経難病リハビリテーション課，課長
2024 年	同，パーキンソン病・運動障害センター，センター長補佐

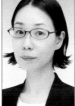

秦 若菜
（はた わかな）

2003 年	北里大学医療衛生学部リハビリテーション学科言語聴覚療法学専攻卒業 埼玉よりい病院リハビリテーション部，言語聴覚士
2004〜09 年	北里大学東病院リハビリテーション部，言語聴覚士
2007 年	国際医療福祉大学大学院医療福祉学研究科修士課程修了
2009 年	北里大学医療衛生学部リハビリテーション学科言語聴覚療法学専攻，助教
2023 年	同，講師

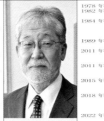

市川 勝
（いちかわ まさる）

2002 年	さがみリハビリテーション病院リハビリテーション科
2009 年	上尾中央医科グループ協議会リハビリテーション部（兼務）
2011 年	国際医療福祉大学大学院保健医療学研究科リハビリテーション学分野博士課程修了
2019 年	横浜鶴見リハビリテーション病院リハビリテーション技術科（兼務）
2020 年	北里大学医療衛生学部リハビリテーション学科言語聴覚療法学専攻，講師

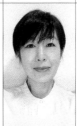

小森哲夫
（こもり てつお）

1978 年	弘前大学卒業
1982 年	同大学大学院医学研究科修了，博士（医学）
1984 年	東京都の神経科病院で神経難病の診療と研究および神経筋電気診断に従事
1989 年	Western Ontario 大学臨床神経科学教室へ留学
2011 年	国立病院機構箱根病院神経筋・難病医療センター，病院長
2011 年	神経難病リハビリテーション研究会，世話人代表（2021 年まで）
2015 年	日本神経学会難病医療体制，セクションリーダー（2023 年まで）
2018 年	厚生労働省「難病患者の総合的地域支援体制に関する研究班」，研究代表者
2022 年	国際医療福祉大学小田原保健医療学部，学部長 国立病院機構箱根病院神経筋・難病医療センター，名誉院長
2024 年	東京医療保健大学，客員教授

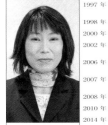

原口道子
（はらぐち みちこ）

1994 年	千葉大学看護学部卒業
1994 年	東京医科歯科大学医学部附属病院，看護師
2001 年	埼玉県立大学短期大学部，助手
2005 年	東京都立保健科学大学大学院修士課程修了（現東京都立大学） 日本訪問看護財団，非常勤
2008 年	青森県立保健大学大学院博士課程修了 東京都神経科学総合研究所，非常勤研究員
2012 年	難病情報センター，非常勤職員
2013 年	公益財団法人東京都医学総合研究所，研究員

（上記田中勇次郎の写真）

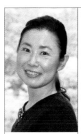

植木美乃
（うえき よしの）

1997 年	名古屋市立大学卒業 京都大学医学部附属病院内科，研修医
1998 年	医仁会武田総合病院神経内科，医員
2000 年	東京都立神経病院神経内科，医員
2002 年	京都大学大学院医学研究科博士課程入学（脳統御医科学系専攻）
2006 年	同，卒業 米国国立衛生研究所，研究員
2007 年	京都大学医学部附属高次脳機能総合研究センター，研究員
2008 年	名古屋市立大学病院神経内科，臨床研究医
2010 年	同大学大学院神経内科学，助教
2014 年	同大学リハビリテーション医学分野，助教
2019 年	同，講師
2019 年	同，准教授
2020 年	同，教授

Contents

リハビリテーションチームで支える神経難病診療

編集／名古屋市立大学大学院教授　植木美乃

Monthly Book

MEDICAL REHABILITATION No. 299/2024. 4 目次

編集主幹／宮野佐年　水間正澄　小林一成

読んでいただきたい文献紹介

1) 公費医療・難病医療ガイド 令和5年10月・令和6年4月改正対応版，社会保険研究所，2023.
2) 武田　篤：パーキンソン病療養指導士テキストブック，アルタ出版，2023.

　神経難病の中でも最も患者数の多いパーキンソン病に対する集学的医療をわかりやすく，多職種の専門家が記載した本です．PDナース・メディカルスタッフ研修会でもその内容は引用されており，実際のケアやリハビリテーションにあたり入門から実践まで幅広い知識が身に付きます．

3) 厚生労働省：難病患者の支援体制に関する研究班 ホームページ.
　〔https://plaza.umin.ac.jp/nanbyo-kenkyu/〕

　難病の患者に対する医療等に関する法律（難病法）が国会で成立した平成26年から現新潟大学名誉教授の西澤正豊先生が研究代表者となり，難病患者の支援体制に関する研究班（西澤班）が政策提言となる研究を展開しました．その成果を引き継ぎ，平成30年から難病患者の総合的支援体制に関する研究班が小森哲夫先生を代表として活動しています．是非，ホームページをご覧ください．

MB Med Reha **No.299**：1-7, 2024

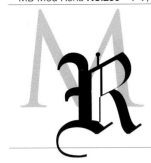

特集／リハビリテーションチームで支える神経難病診療

神経難病リハビリテーション診療の現状と課題

小森哲夫*

Abstract　神経難病は難病の中で多職種連携が重要であり，医療のみならず介護や障害福祉制度を知って対応する必要があることから，他分野の難病とは異なる特徴を持つ．神経難病リハビリテーションもまた症状の改善や患者の自立を目標とできない場合があり，進行性の疾患と共生する療養生活の維持や患者の QOL を保つことを意識する点で他分野の疾患に対するリハビリテーションと異なる視点を必要とする．したがって，医療保険と介護保険を上手に組み合わせて質の良いリハビリテーションを日常的に提供できることを念頭に置いた訓練プログラムや療養生活支援を考えることがリハビリテーション専門職に求められる．そのうえで，それぞれの神経難病に応じた対応を蓄積していくことで，神経難病リハビリテーションが体系的に発展していくと思われる．

Key words　神経難病(intractable neurological diseases)，医療保険(medical insurance)，介護保険(long-term care insurance)，多職種連携(multidisciplinary collaboration)，quality of life；QOL

はじめに

　2015 年から施行され 2021 年に改正された「難病の患者に対する医療等に関する法律」において，難病は「発病の機構が明らかでなく，治療方法が確立されていない希少な疾患であって，長期の療養を必要とするもの」と定義され，さらに「患者数が本邦において一定の人数(人口の 0.1％程度)に達しないこと，客観的な診断基準(またはそれに準ずるもの)が確立していること」の 2 項目を満たす 341 疾患(2024 年時点)が医療費助成の対象となる指定難病とされている(**図 1**)．難病は 14 分野に分類されている．神経系難病(以下，神経難病)は難病の 1 分野であり，疾患数が他の分野より多く 82 疾患が含まれる(**表 1**)．神経難病に対するリハビリテーションを「神経難病リハビリテーション」と名付け，厚生労働省難治性疾患克服研

究事業および 2011 年に設立された神経難病リハビリテーション研究会を中心に学問的ならびに実践的な活動が行われてきている．本稿では神経難病リハビリテーションに関する活動を俯瞰し，現状と課題を整理してみたい．

神経難病リハビリテーションの特徴

　神経難病は比較的早期から日常生活動作(activity of daily life；ADL)が障害されることが多く，症状も進行性である．このことは，2017 年および 2018 年に様々な分野の難病患者 3,000 人の生活実態を 2 度調査した結果から神経難病の特徴として明らかになっている[1]．そのため，医療だけでなく介護や障害福祉の制度を利用しながら生活の質を維持して療養生活を継続していく必要に迫られる．そのような神経難病患者に対するリハビリテーションは，たとえば脳卒中や心疾患への

*　Tetsuo KOMORI，〒250-0032　神奈川県小田原市風祭 412　国立病院機構箱根病院神経筋・難病医療センター，名誉院長／東京医療保健大学，客員教授

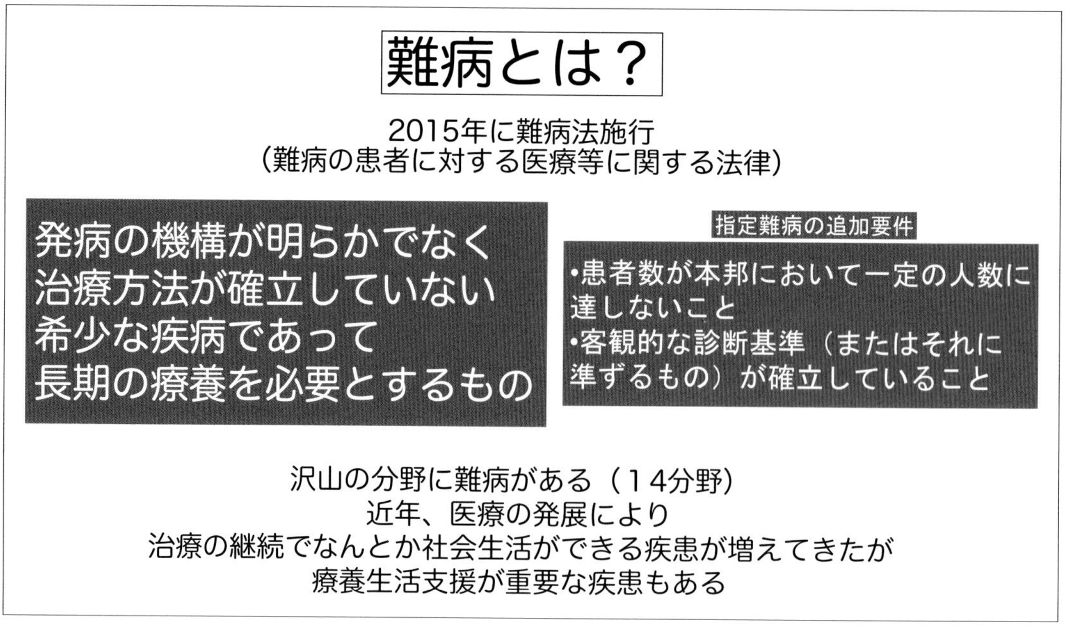

難病とは？

2015年に難病法施行
（難病の患者に対する医療等に関する法律）

発病の機構が明らかでなく
治療方法が確立していない
希少な疾病であって
長期の療養を必要とするもの

指定難病の追加要件

・患者数が本邦において一定の人数に
達しないこと
・客観的な診断基準（またはそれに
準ずるもの）が確立していること

沢山の分野に難病がある（14分野）
近年、医療の発展により
治療の継続でなんとか社会生活ができる疾患が増えてきたが
療養生活支援が重要な疾患もある

図 1.
難病法における難病の定義を示した．また，指定難病として
指定を受ける場合に定義に追加される 2 要件を示した．

表 1. 疾患群別に見た指定難病の疾患数

分野名	疾患数	分野名	疾患数
神経・筋	82	消化器	20
代 謝	43	血 液	14
循環器	27	眼 科	6
免 疫	27	形成外科	4
内分泌	23	皮膚・結合織	14
先天異常・遺伝子	26	骨・関節	12
腎・泌尿器	14	呼吸器	9
耳鼻科	10		

（和田隆志研究代表「指定難病の普及・啓発に向けた
総合研究」班研究成果より改変）

リハビリテーション介入とは異なって症状の回復，日常生活の改善，社会復帰などを目的にできないことも多い．

　神経難病は診断からの時間的要素や病状に応じて医療保険を利用して入院や通院でリハビリテーションを受ける場合と介護保険を利用して在宅や通所でリハビリテーションを受ける場合がある．また，この 2 つの保険制度を併用して療養を成り立たせる期間もあり，いかに上手に使い分けるかを考えなければならないこともある．その場合，医療機関だけですべてを完結できず，地域で難病支援に携わる保健所保健師，訪問看護ステーション，介護支援専門員，介護事業所などと患者個別の情報を共有しながらリハビリテーション全体を組み立てる必要が生じるのも神経難病リハビリテーションの特徴と言える．

表 2. 介護保険第 2 号被保険者における特定疾患

1	末期がん	
2	関節リウマチ	
3	筋萎縮性側索硬化症	＊
4	後縦靱帯骨化症	
5	骨折を伴う骨粗鬆症	
6	初老期における認知症	
7	進行性核上性麻痺，大脳皮質基底核変性症およびパーキンソン病	＊
8	脊髄小脳変性症	＊
9	脊柱管狭窄症	
10	早老症	
11	多系統萎縮症	＊
12	糖尿病性神経障害，糖尿病性腎症および糖尿病性網膜症	
13	脳血管疾患	＊
14	閉塞性動脈硬化症	
15	慢性閉塞性肺疾患	
16	両側の膝関節または股関節に著しい変形を伴う変形性関節症	

＊：脳神経疾患を示す（実質 7 疾患）

医療保険と介護保険および障害福祉サービス

リハビリテーションで報酬を受ける場合，医療保険で賄われる場合と介護保険で支払われる場合の 2 つがあることが大きな特徴である．難病以外の疾患では，発症・診断・治療・リハビリテーションという一連の医療保険による介入の後，発症日からの日数によって医療保険でのリハビリテーション利用が区切りを迎え，その後は介護保険によるリハビリテーションが実施されるという順番がある．神経難病では，厚生労働大臣の定める疾患[2]（表 2）として医療保険利用でのリハビリテーションが期間の更新を繰り返しながら長期に利用できる．それと重なるように在宅療養が開始され，居宅でのリハビリテーションと介護保険施設でのリハビリテーションを含めて介護保険利用でのリハビリテーションが提供される場合が出てくる．しかし，神経難病へのリハビリテーションを経験する療法士の所属は神経難病診療に積極的な医療機関に偏り[3]，介護保険利用のリハビリテーション施設では専門性に欠ける場合が多い．ま

た，神経難病患者は在宅療養を始めた後に数か月に一度は神経内科専門医の診察を受け，同時に経験豊富なリハビリテーション科医と療法士による評価やアドバイスを受ける場合が多い．このような事情から，神経難病リハビリテーションでは医療保険と介護保険によるリハビリテーションをどのように組み合わせて患者の利益とするかという大きな課題があった．特に，介護保険と医療保険には利用の優先度があり，一般に介護保険利用者は医療保険でのリハビリテーションが受けられない制度となっている．また，障害者手帳を有さない難病患者で障害福祉サービスを受けることができる疾患（表 3）もあることを知る必要がある．

診療報酬の変化

介護保険と医療保険の併用に関して診療報酬表における記載の変化はないが，2021 年 4 月の改定時に疑義照会への厚生労働省からの返答として，介護保険利用でリハビリテーションを受けている患者が，医療保険機関を受診した際に受けるリハビリテーションに関して請求を可能とする記載が

表 3. 障害福祉サービスの対象となる脳神経疾患

遺伝性ジストニア	多系統萎縮症
遺伝性周期性四肢麻痺	多発性硬化症／視神経脊髄炎
ウィルソン病	禿頭と変形性脊椎症を伴う常染色体劣性白質脳症
ウェスト症候群	特発性基底核石灰化症
ウルリッヒ病	特発性後天性全身性無汗症
HTLV-1 関連脊髄症	那須・ハコラ病
遠位型ミオパチー	難治頻回部分発作重積型急性脳炎
海馬硬化を伴う内側側頭葉てんかん	脳表ヘモジデリン沈着症
球脊髄性筋萎縮症	パーキンソン病
筋萎縮性側索硬化症	ハンチントン病
筋型糖原病	非ジストロフィー性ミオトニー症候群
筋ジストロフィー	皮質下梗塞と白質脳症を伴う常染色体性優性脳動脈症
クロウ・深瀬症候群	ビッカースタッフ脳幹脳炎
結節性硬化症	皮膚筋炎／多発性筋炎
原発性側索硬化症	副腎白質ジストロフィー
抗リン脂質抗体症候群	プリオン病
シャルコー・マリー・トゥース病	ベスレムミオパチー
重症筋無力症	ペルオキシソーム病（副腎白質ジストロフィーを除く）
進行性核上性麻痺	片側巨脳症
進行性多巣性白質脳症	片側痙攣・片麻痺・てんかん症候群
進行性白質脳症	慢性炎症性脱髄性多発神経炎／多巣性運動ニューロパチー
進行性ミオクローヌスてんかん	ミオクロニー欠神てんかん
脊髄空洞症	ミオクロニー脱力発作を伴うてんかん
脊髄小脳変性症	ミトコンドリア病
脊髄性筋萎縮症	モヤモヤ病
先天性筋無力症候群	ライソゾーム病
先天性大脳白質形成不全症	ラスムッセン脳症
先天性ミオパチー	レット症候群
前頭側頭葉変性症	レノックス・ガストー症候群
大脳皮質基底核変性症	

（2019 年 7 月 1 日現在）

なされた．したがって，介護保険でのリハビリテーションを利用している神経難病患者が医療機関を受診する際の介入を医療保険報酬で算定でき，地域リハビリテーション資源への専門的アドバイスも含めて神経難病患者の継続的リハビリテーションの質を担保する手段を得たことになった（図2）．

関連職種との連携

従来より病院内で医師，看護師などとカンファレンスを開催するなど連携して患者のリハビリテーション推進に役立ててきた．また，在宅療養や介護保険施設通所で実施されるリハビリテーションに関しては，訪問看護師，介護支援専門員，介護専門員に個別の患者に実施されるリハビリ

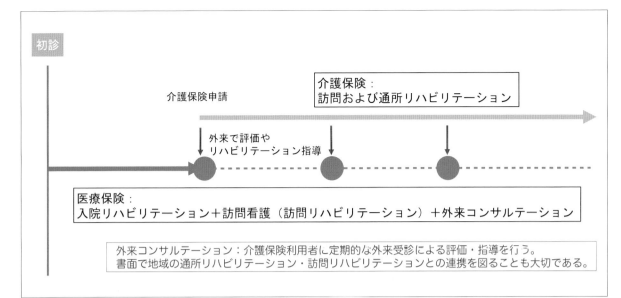

初診

介護保険申請

介護保険：
訪問および通所リハビリテーション

外来で評価や
リハビリテーション指導

医療保険：
入院リハビリテーション＋訪問看護（訪問リハビリテーション）＋外来コンサルテーション

外来コンサルテーション：介護保険利用者に定期的な外来受診による評価・指導を行う。
書面で地域の通所リハビリテーション・訪問リハビリテーションとの連携を図ることも大切である。

図 2.
難病患者へのリハビリテーションに関する報酬体系を示した．難病患者が介護保険申
請後にも，医療機関受診時のリハビリテーションが算定可能となっている

テーションについては地域ケア会議などを通じて情報共有と指導が必要となっている．その場合，連携する職種のリハビリテーションへの関心や理解は様々であり，個別，具体的な情報提供が肝要となり，加えて効果判定，内容の見直しなど適時に評価する必要も生じる．今後，医療のみならず介護・障害福祉のDX（digital transformation）が進むと，共通する記載方法のプラットフォームを介した情報共有が可能となるかもしれない．

代表的疾患と効果的リハビリテーション介入

詳細なリハビリテーションプログラムなどは他書を参照されたい．ここでは，代表的神経難病へのリハビリテーションの概要や課題などを記したい．

1．パーキンソン病

神経難病でリハビリテーションを実施する患者では，最も多い疾患である．薬物治療とともにリハビリテーションが多くの患者で実施されている．LSVT®（Lee Silverman Voice Treatment）-LOUDやLSVT®-BIGのように内容の固まったプログラムもあるが，それに捉われることなく大きな動作や大きな発声を基本とした運動療法が工夫

されている．保険診療の範囲内を超えて患者負担でのリハビリテーションの提供例も見られる．いずれの場合も時間を区切った専門職の指導をもとに日常としての自主訓練（self training）をすることを推奨しているが，患者によっては訪問看護師や訪問看護ステーションのリハビリテーションスタッフに伴走してもらうことが有益であることも多いため，医療保険だけでなく介護保険での支援者との連携も大切にすることが重要となる．

2．筋萎縮性側索硬化症（ALS）

進行性経過が目に見えるALSへのリハビリテーションには，時期的に機能維持と機能補完があると思われる．発症から早期には軽度の運動負荷により移動機能の維持を図ることが試みられ，進行する呼吸機能の低下や人工呼吸器の使用状況に応じた呼吸リハビリテーションの継続的提供などが示され[4]ている．ALSにおけるリハビリテーション効果に関する研究は少ないが，神経難病リハビリテーション研究会の多施設共同研究結果から，ADL維持[5]や呼吸機能維持につながる結果も報告[6]されており，さらなる研究が待たれる．これらは患者の生活の質を維持向上させる観点で有用性がある．また，コミュニケーション支援とし

て ICT 技術の進歩は著しく，視線入力に留まらず BMI(brain machine interface)の利用は患者から益々求められる．これらは，コロナ禍を経験して社会に定着してきたリモートワークや仮想現実（virtual reality；VR）などを用いた就労継続にも威力があると思われる．

3．多系統萎縮症

多系統萎縮症では，痙性と筋強剛による四肢・体幹の関節拘縮に対して予防的関わりが必要となる．また，小脳失調によって言語に加えて文字盤を用いたコミュニケーションも障害されていく．ALS と異なり眼球運動も障害されるため，コミュニケーションへの対策が極めて重要となるが，未だ確実な支援方法は見出されていない．

4．筋ジストロフィー

ALS に対する呼吸機能維持やコミュニケーション支援などのリハビリテーションと重なるところがある．加えて，Duchenne 型筋ジストロフィー患者をはじめとする小児発症難病患者では小児成人移行期から ICT をツールとして社会参加し，就労につながることも経験されてきている[7]．患者の個別の環境に配慮するなど手厚い支援を有する企業もある．障害者雇用率引き上げという労働政策により，障害者雇用の機会が増えている社会的背景も有利に働いている．

今後の課題

一般的には診療報酬上で提供できるリハビリテーションの日数に上限がある中で，神経難病を中心として厚生労働大臣から指定されている疾患では，継続的にリハビリテーションを提供することが認められている．それは，病状の進行に伴って必要とされるサービスが変化していくこと，リハビリテーションが患者の QOL とも関係することではないかと推察している．つまり，訓練によって症状を改善させて日常生活の自立に導くことから療養生活を医療的に支える一環としてのリハビリテーションとして位置付けられることへのパラダイムシフトが必要となる．リハビリテー

ション専門職がサービス導入と提供の骨格を作るとしても，日々のサービス提供には，専門職だけでなく他の職種の協力を仰ぐことが必要となる．連携相手職種は，看護師，保健師，介護支援専門員，介護専門職などである．また，リハビリテーションサービスの担い手として患者家族にも専門職からのきめ細かな指導や助言が必要となる．

そのためにリハビリテーション専門職は，医療機関内で提供するリハビリテーションの内容を在宅でも展開できるように工夫する必要があるとともに，相手の職種などを考えつつ適切な指導・教育に努めることが求められる．また，患者の医療保険だけでなく介護や障害福祉の制度も一定程度知る必要が生じる．

神経難病患者はリハビリテーションを必要とする患者のうちでは少数であり，神経難病患者を診療する医療機関も限られる傾向にあるため，リハビリテーション専門職が患者を担当する機会に偏りがある．従って，他職種や患者・家族への指導の方法を必要に応じて学ぶことができる環境を整えていくことが必要と思われる．現在，厚生労働省難治性疾患政策研究事業「難病患者の総合的地域支援体制に関する研究」班において準備され，実用化が始まりつつある難病関連職種の e-learning プラットフォームである IDEL[8]を利用して，いつでもどこでも必要な知識を短時間で勉強できる神経難病リハビリテーションコンテンツの充実が望まれるところである．

終わりに

難病リハビリテーションは，リハビリテーションにおいて専門性のある分野の1つである．また，個別性の高い患者と継続的に関わり多職種連携を通じて患者の人生の伴走者となる貴重な経験ができる分野でもある．今後，できるだけ多くのリハビリテーション専門職に関与してほしいと願っている．

文 献

1) 中山優季ほか：難病患者の生活実態による新たな指定難病の類型化とその特徴—平成 29 年度難病患者の生活実態全国調査から—. 日難病看会誌, **26**：173-184, 2021.
   Summary 一言で難病と言っても分野により特徴がある. 患者生活実態調査から各分野の特徴を明らかにし, 特に神経難病で必要な支援を明らかにした特筆すべき論文である.

2) 厚生労働省：特定疾病の選定基準の考え方. 〔https://www.mhlw.go.jp/web/t_doc?dataId=82ab4583&dataType=0&pageNo=1〕（2023 年 11 月確認）

3) 中馬孝容, 小林庸子：滋賀県の理学療法士を対象としたパーキンソン病の理学療法に関するアンケート調査. 厚生労働科学研究費補助金（難治性疾患克服研究事業）希少性難治性疾患患者に関する医療の向上及び患者支援のあり方に関する研究 平成 24 年度研究報告書, 134-136, 2013.

4) 小森哲夫ほか：筋萎縮性側索硬化症の包括的呼吸ケア指針—呼吸理学療法と非侵襲的陽圧換気療法（NPPV）. ALS における呼吸管理ガイドライン作成小委員会編, 厚生労働科学研究費補助金（難治性疾患克服研究事業）特定疾患患者の生活の質（QOL）の向上に関する研究, 39-40, 2008.
   Summary ALS に対する呼吸理学療法の基礎となった指針が示されている.

5) Kamide N, et al：Identification of the type of exercise therapy that affects functioning in patients with early stage amyotrophic lateral sclerosis：A multicenter collaborative study. *Neurol Clin Neurosci*, **2**：135-139, 2014.

6) Kitano K, et al：Effectiveness of Home-Based Exercise Without Supervision by Physical Therapists for Paticnts With Early-Stage Amyotrophic Lateral Sclerosis：A Pilot Study. *Arch Pays Med Rehabil*, **99**：2114-2117, 2018.
   Summary ALS 発症早期からのホームエクササイズ効果を示した数少ない論文の 1 つである.

7) 和山文彦：障がいを持つ方を雇用する企業の在宅就労の取り組みと求める人材について. 2022 年第 1 回神経難病リハビリテーション研究会ウェブセミナー, 2022.

8) 今井富裕：難病医療従事者の教育・研修に関する研究. 厚生労働行政推進調査事業費補助金（難治性疾患政策研究事業）難病患者の総合的地域支援体制に関する研究 令和 4 年度報告書, 153-155, 2023.

MB Med Reha **No.299** : 8-15, 2024

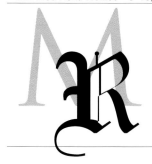

特集／リハビリテーションチームで支える神経難病診療

神経難病に対する多様なリハビリテーション診療場面の連携

菊地　豊*

Abstract　難病法の基本理念に基づき，地域で生活する神経難病者に対してシームレスなリハビリテーションの提供が求められる．そのためには，拠点病院と協力病院の連携，多職種による集学的アプローチが重要となる．特に，診療場面間の密なコミュニケーションが連携のポイントであり，当院の取り組みを紹介した．今後は，神経難病の各種センターにおける集学的アプローチの医療の質評価や，地域包括ケアシステムへの多職種連携の発展が期待される．

Key words　多専門職連携(multidisciplinary approach)，診療間連携(care collaboration)，神経難病(intractable neurological disorders)，リハビリテーション(rehabilitation)，シームレスケア(seamless care)

はじめに

パーキンソン病(PD)や脊髄小脳変性症(SCD)，筋萎縮性側索硬化症(ALS)に代表される神経難病は，進行性の経過に伴い多岐にわたる障害が生じる．神経難病者が住み慣れた地域で暮らし続けていくには，外来，入院，在宅とシームレスにリハビリテーションを提供していく診療場面の連携が必要となる．加えて，多岐にわたる個別のニーズに対応するためには多専門職種の視点や介入を集結させる多専門職連携による集学的アプローチが欠かせない．

本稿では，代表的な神経難病に対するシームレスなリハビリテーションの提供に必要な診療場面間の連携について概説する．

医療提供体制におけるリハビリテーション

1）難病医療における医療提供体制とリハビリテーションの関係

神経難病は，行政用語である難病に神経の接頭語がついたもので，具体的には2015年に施行された難病の患者に対する医療等に関する法律(難病法)における神経系の指定難病を指す．難病法第二条に「難病の患者に対する医療等は，難病の克服を目指し，難病の患者がその社会参加の機会が確保されること及び地域社会において尊厳を保持しつつ他の人々と共生することを妨げられないことを旨として，難病の特性に応じて，社会福祉その他の関連施策との有機的な連携に配慮しつつ，総合的に行われなければならない．」の基本理念を掲げている[1]．この基本理念は，認知症におけるオレンジプランと共通したノーマライゼーションの思想を根底に置くものである．このような難病医療の理念は地域リハビリテーションの実現と同義であると西澤は述べている[2]．

この理念を実現するための医療提供体制として，難病診療拠点病院，難病診療分野別拠点病院，難病医療協力病院による連携体制の構築が進められている(図1)[3]．難病診療拠点病院および難病診療分野別拠点病院(拠点病院)は，早期診断により

* Yutaka KIKUCHI, 〒372-0006 群馬県伊勢崎市太田町366　公益財団法人脳血管研究所美原記念病院パーキンソン病・運動障害センター，センター長補佐／同，神経難病リハビリテーション課，課長

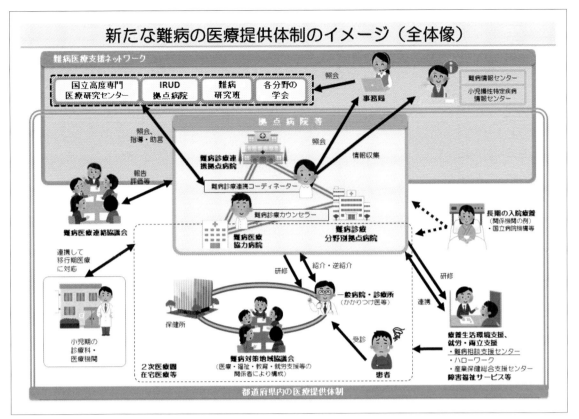

図 1. 新たな難病の医療提供体制のイメージ（全体像）

難病法を具体的に進めるために策定された「難病の患者に対する医療等の総合的な推進を図るための基本的な方針」（平成 27 年厚生労働省告示第 375 号）に基づき「都道府県における地域の実情に応じた難病の医療提供体制の構築について」（平成 29 年 4 月 14 日付厚生労働省健康局難病対策課長通知）を難病情報センターが作図したもの．2 次医療圏での診療を基本単位としている．2 次医療圏の難病医療協力病院が 3 次医療圏の拠点病院（難病診療拠点病院，難病診療分野別拠点病院）と 1 次医療圏の一般病院・診療所や在宅ケアなどをつなぐメディエーター的役割を担っている．

（文献 3 より引用）

身近な医療機関で治療が継続できるように支援していくことが中心的な役割である．これに対し，難病医療協力病院は，拠点病院からの患者の受入れと身近な医療機関としての医療提供，一般病院の診療を支援することを役割としている．一般に，拠点病院は大学病院など 3 次医療圏における診療の中核的な施設が担うことが多く，協力病院は 2 次医療圏における専門病院が担う場合が多い．

これら医療機関の中で，リハビリテーション医療の診療場面の連携において重要な役割を担うのが，拠点病院と一般病院，診療所の間にある難病医療協力病院である．これは，難病医療協力病院が，3 次医療圏の拠点病院と 1 次医療圏の一般病院や診療所と双方性の連携を担うメディエーター的役割をリハビリテーションにおいても担っているためである．多くの神経難病者は，確定診断を拠点病院で受けることが多い．一方で拠点病院はリハビリテーション医療の資源を神経難病に十分に充てられないことが多く，診断早期からリハビリテーション医療を受けられる神経難病者は多くない．また，一般病院や在宅医療では医学的管理の依存度が高くなった進行期段階でのリハビリ

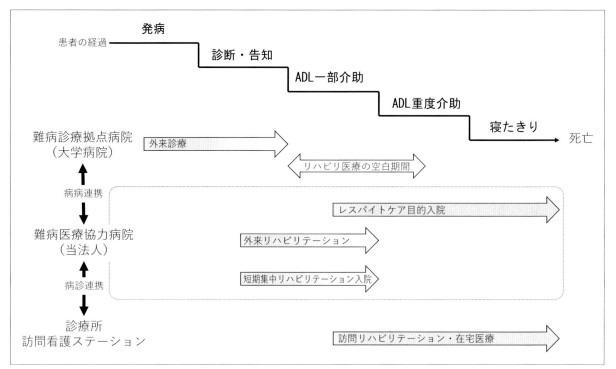

図 2. 神経難病医療におけるリハビリテーション医療の流れ

　従来の神経難病医療では，ADL に重度介助を要し医療依存度が高くなってから様々な医療や介護が入ることが多く，リハビリテーション医療の空白期間が生じやすい状況にあった．現在，筆者の所属している施設を中心とした病病連携では，拠点病院での確定診断後，速やかに外来リハビリテーションや短期入院リハビリテーションプログラムへの紹介を受け，空白期間の解消に取り組んでいる．診断早期からリハビリテーションが介入することで，レスパイトケアも目的入院や訪問リハビリテーションなどの在宅医療とのオーバーラップする期間が生じることで，リハビリテーション医療をシームレスに行うことが可能となっている．

　地域医療構想において機能分化された病院を川上，患者を受け入れる地域を川下と形容するが，難病医療においては，拠点病院は難病医療協力病院に対し川上，在宅医療を担う一般病院，診療所が川下に相当する．難病医療協力病院は，リハビリテーション医療をシームレスにつなぐために，川上と川下の両者に対する連携が重要となる．

テーション医療の提供となることが少なくない．結果として，診断早期と進行期の間にリハビリテーション医療の提供が途絶えてしまうエアポケットができてしまうのである．このエアーポケットは診断早期の3次医療圏の拠点病院に通院する段階から，在宅医療を受ける進行期段階まで難病医療協力病院がリハビリテーション医療を提供することで解消が可能となる（**図2**）．3次医療圏と1次医療圏をシームレスなリハビリテーション医療でつなぐことは難病医療協力病院が担うべき

重要な機能の1つと言える．このように，神経難病者における身近な医療として病期により変化していく個別のニーズに対応したリハビリテーション医療が提供されるためには，診療間連携と多専門職連携が重要となる．

2）神経難病における多専門職種によるアプローチのエビデンス

　神経難病における多専門職連携による集学的アプローチが検討されている．

　PD では，Eggers らは，多専門職種により策定

した個別治療計画を月1回の頻度で見直し，パーキンソン病専門ナースによるヒアリングと3か月ごとの訪問，リハビリテーション職（PT，OT，ST）の介入，といったアプローチによりPDの介入6か月後の健康関連QOLの改善があったことを報告している[4]．

　ALSでは，集学的アプローチを提供するALSセンターに通院しているALS患者は，一般神経内科クリニックに通院しているALS患者に比べ，生存期間の延長[5][6]，緊急入院の頻度の減少，生活の質（QOL）の向上[7]がそれぞれ報告されている．呼吸ケアにおいてもSCDでは病型により複雑な臨床症状と経過を示すことから，PDやALSと同様に集学的アプローチの重要性が指摘されている[8]〜[10]．

　これらに報告されている集学的アプローチに共通するのが，頻回な患者治療計画の修正と多職種間のコミュニケーションである．PDの集学的アプローチのガイドライン[11]では毎週，少なくとも月1回以上の対面ないしオンラインでのチームミーティングが推奨され，分野横断的な理解と教育が必要な集学的アプローチにおいては不可欠なツールとされている．このような集学的アプローチを提供するためのチーム形態としては，構成する専門職の役割が重複するtransdisciplinary teamが機能発揮において重要としている[12]．これに加えて患者をチームの中心に据えるpatient centerednessから，患者を多職種連携チームの一員とするPatient-as-Partner approach[13]が推奨されている．

　このように，多職種連携チーム，診療間連携においては，頻回な方針の見直しが重要とされており，多忙な臨床現場においていかにしてコミュニケーションの機会を設けるかと，チームの機能的形態が重要とされている．

脳血管研究所美原記念病院における
リハビリテーションの診療場面間の連携

1．神経難病リハビリテーション部門を中核としたリハビリテーション提供体制

　脳血管研究所美原記念病院では，2002年に神経難病の専門病棟を設置し，レスパイトケア目的入院事業を開始し，2011年に神経難病に特化したリハビリテーション部門として神経難病リハビリテーション課を設置し，外来リハビリテーション，短期集中リハビリテーション入院，レスパイトケア目的入院にてそれぞれ神経難病者に対するリハビリテーションの提供体制の整備をした．また，併設する訪問看護ステーションより訪問リハビリテーションの提供も併せて行い，発症早期から看取りに至るすべての病期でシームレスにリハビリテーションを提供する体制を構築している．

2．連携体制

　神経難病者に対しシームレスなリハビリテーション医療を提供する場合，複数のリハビリテーション診療場面の併用，オーバーラップが生じる．一方で，同一患者に対し，訪問リハビリテーション，外来リハビリテーション，入院リハビリテーションと，それぞれ複数の担当者が関わるため，同一法人内にあっても同じ治療方針のもとリハビリテーションの提供を行っていくことが難しくなる．このような問題を軽減，回避するために，当法人では以下のような取り組みを行っている．

① 診断早期における他院主治医との連携
　（図 3-a）

　地域基幹病院となる大学病院の脳神経内科教授を研究指導として招聘し，指導を受ける形で，大学病院から紹介のあった患者についての情報共有を図っている．この取り組みは，川上に位置する拠点病院側と川下に位置する難病医療協力病院間双方に顔の見える関係性が構築に有用である．拠点病院側は協力病院で具体的に提供されているリハビリテーション医療の把握により，病病連携の際の患者に対する具体的な情報提供が可能とな

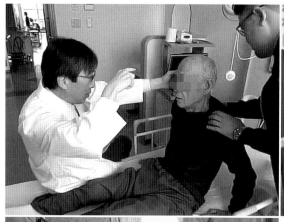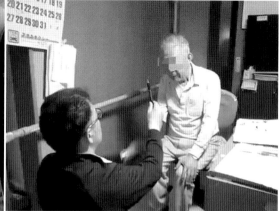
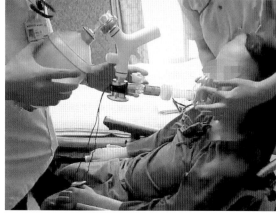

```
a | b
--+--
c |
```

図 3. 当院における川上と川下に対する連携の取り組み例

a：拠点病院の脳神経内科教授の招聘による研究指導．拠点病院から協力病院に紹介された患者を対象に神経学的所見の観察の仕方，神経症候学についての指導を受けている場面．研究指導が患者についての診療指針の共有を図る場となっている．

b：神経難病リハビリテーション部門管理者による訪問リハビリテーションの帯同．a の内容を訪問リハビリテーション部門のスタッフと共有する機会となっているほか，経験年数の浅い訪問リハビリテーションスタッフにおいて神経症候の評価方法を学ぶトレーニングの機会となっている．

c：領域固有の技術伝達．神経難病リハビリテーション部門管理者が帯同し，ALS 患者に対して lung insufflation capacity（LIC）の手技を実地で伝達している様子．テキストベースの申し送りでは難しい技術について実地で情報共有を行っている．実地で共有することで患者の安心感を生み出すことにも貢献している．

り，スムーズな連携の一助となっている．

② **訪問リハビリテーションとの診療連携**
　　（図 3-b，c）

　当法人内では訪問リハビリテーション部門と神経難病リハビリテーション部門間でジョブローテーションを定期的に行い，両部門の技術交流を促進させている．ジョブローテーションをしたスタッフを起点にして両部門間のコミュニケーションが活性化され，訪問リハビリテーション部門では神経難病の領域固有の技術の共有化と，病院神経難病リハビリテーション部門では在宅医療の視点や技術が共有される利点がそれぞれある．

　これに加えて，月 1 回の頻度で神経難病リハビリテーション部門管理者が訪問リハビリテーション部門の診療に帯同し，領域固有の技術指導を行い，技術の共有化を進めている．

③ **院内における連携**

　当法人では多職種の治療方針を検討する場として，**表 1** に示す各種カンファレンスを開催し，部門内および部門間，職種間で治療方針の共有を

表 1. 院内で実施されている神経難病のリハビリテーションに関するカンファレンス

カンファレンス名	参加者	時間／頻度	内　容
部署内カンファレンス	神経難病リハビリテーション部門内のリハビリテーションスタッフ全員	30分／週1回	主に入院患者についてリハビリテーションの進捗状況の確認と介入方針の見直し
外来職種別カンファレンス	神経難病リハビリテーション部門内のPT・OT・STそれぞれ職種別に実施	30分／週1回	主に外来患者についてリハビリテーションの進捗状況の確認と介入方針の見直し
事例検討会	神経難病リハビリテーション部門内のリハビリテーションスタッフ全員	30分／月1回	短期集中リハビリテーション入院の症例の病態解釈，目標設定，治療方針について検討
入院時カンファレンス	看護師，MSW，リハビリテーション職，栄養士，	20分／回	レスパイト目的入院，短期集中リハビリテーション入院の患者に対し入院3日目以内に実施．入院中の課題と役割分担について検討
脳神経内科カンファレンス	医師，看護師，MSW，リハビリテーション職，栄養士，薬剤師	40分／週1回	入院中の患者について治療方針の確認と見直し

PT：理学療法士，OT：作業療法士，ST：言語聴覚士，
MSW：医療ソーシャルワーカー

図っている．開催頻度を週1回以上とし，頻回なコミュニケーションを確保している．この他にも，神経難病リハビリテーション部門のスタッフは，神経難病病棟の専従スタッフとして配置しており，日常的に多職種と情報共有などのコミュニケーションが図られる環境となっている．

3．診療場面の連携による成果[14]

　当院における診療場面間の連携の検討では，入院リハビリテーションと訪問リハビリテーションを連携して行うことで，楽しみレベルを含めた経口摂取期間の有意な延長を報告している**図4-a**に示す通り，連携群にて経口摂取期間の有意な延長を認めた．**図4-c**に示す経腸栄養適応以降の経口摂取期間の有意な延長を認めたことから，連携による効果は楽しみレベルを含めた経口摂取期間の延長として見られた．加藤らは，経口摂取期間の延長が見られた要因について，連携群と単独群においてリハビリテーション開始時の藤島嚥下グレード間に有意な差はなく，連携群において食事形態の変更指導回数が有意に高かったことから，入院リハビリテーションと訪問リハビリテーション間で情報交換を行い患者の状態変化に応じたきめ細かい調整を行った診療間連携によるものと考察している．これらの結果から，異なるリハビリテーション診療場面間の連携は，患者の生活の質の向上に貢献すると考えられた．

神経難病リハビリテーションにおける診療連携の展望

1．地域医療資源の最適化

　地域医療構想においては，人口減と少子高齢化による医療提供者の人材不足と増加する神経難病者に対し，持続可能性のあるリハビリテーションの提供体制を構築するかが課題となる．医療資源を最適化していくうえでは，資源を集中・拠点化が重要となってくる．脳卒中のような緊急性を要する疾患では1次脳卒中センター（primary stroke center；PSC）のように2次医療圏単位での拠点整備が重要となる．一方で，神経難病のように緊急性を要さず患者数が多くない疾患においては3次医療圏単位での拠点整備が必要となる．このようなビジョンは難病法における医療提供体制としてモデル提示がなされているが，各3次医療圏で異なり包括的な医療提供に至っていない．この背景には，難病法では大学病院など診断や専門医療拠点に比重が置かれ，包括的な医療提供に関する医療の質（構造，過程，帰結）が十分に設定されていないことに要因があると思われる．神経難病ではセンター化による集学的アプローチが良好な帰結を生むことが明らかとなり，本邦においてもALSやPDにおいてセンター化による集学的アプローチが検討されるようになってきている．現在，神経系領域でセンターの必要要件が明確に設定されているのは認知症疾患医療センターに留まってお

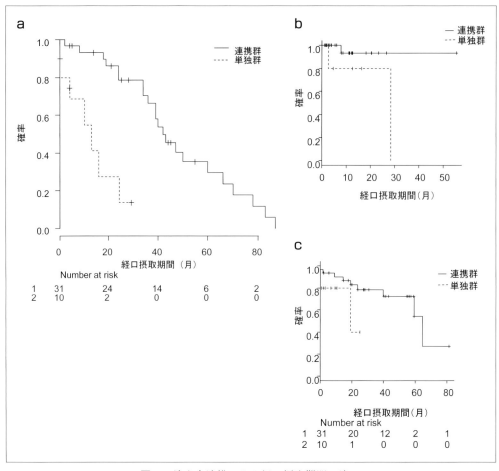

図 4. 法人内連携による経口摂取期間の違い

2009 年～2019 年まで当法人の訪問リハビリテーションを利用した神経難病患者連続 41 例(ALS 13 例，MSA 9 例，PD 9 例，SCD 5 例，PSP 2 例，MG 2 例，CBD 1 例)を訪問リハビリテーションと入院リハビリテーションの両者で介入した連携群(n＝31)と訪問リハビリテーションのみで介入した単独群(n＝10)の経口摂取期間のカプランマイヤー分析を行った．a に全経口摂取期間，b に日本静脈経腸栄養学会の静脈経腸栄養ガイドラインにおける経腸栄養適応期以前の経口摂取期間，c に経腸栄養適応期以降のいわゆる楽しみレベルの経口摂取期間をそれぞれ示す．
※MSA：多系統萎縮症，PSP；進行性核上性麻痺，
　MG：重症筋無力症，CBD：大脳皮質基底核変性症

り，今後は神経難病領域におけるセンターの構造，過程，帰結から見た医療の質が明確化されることが望まれる．

2．地域に拓かれた inter-professional work へ

神経難病の臨床症状に社会的決定要因(social determinants health；SDH)が近年明らかにされている．PD では SDH の 1 つである社会的孤立(social isolation)により MDS-UPDRS で見た臨床症状が最大 55％低くなる傾向が示された[15]．一方，このような臨床症状の悪化傾向は，運動習慣やなどのライフスタイルにより軽減できることも併せて示されており，SDH が臨床症状の悪化の引き金とならないようにするための社会的処方(social prescribing)[16]やコミュニティケアが着目されている．これらの実践においては，地域の福祉とのパイプ役であるリンクワーカーが重要な役割を担うとされており，このような役割を持つ職

種との連携がより重要となることが予想される．リハビリテーション医療の多職種連携は，地域の行政等を含めた inter-professional work（IPW）へと発展していくことが期待される．

おわりに

神経難病に対するシームレスなリハビリテーション医療の提供には，様々な診療場面での関わりが必要であり，多専門職連携，診療間連携は不可欠である．今回，地域包括ケアについては言及しなかったが，神経難病医療の進歩により地域コミュニティを視野に入れた多職種連携と診療間連携の構築が求められている．

文　献

1) 難病の患者に対する医療等に関する法律（平成二十六年法律第五十号）
   〔https://elaws.e-gov.go.jp/document?lawid=426AC0000000050_20231001_504AC0000000104〕
2) 西澤正豊：なぜ，神経内科医は神経難病者を地域で支える必要があるのか？　西澤正豊編，すべてがわかる神経難病医療，2-5，中山書店，2015.
   Summary　神経難病をはじめとした希少性疾患に財源を集中させることの理論的根拠をノーマライゼーションの観点から解説．
3) 難病情報センター：新たな難病の医療提供体制について．
   〔https://www.nanbyou.or.jp/entry/5860〕
4) Eggers C, et al：Patient-centered integrated healthcare improves quality of life in Parkinson's disease patients：a randomized controlled trial. *J Neurol*, 265(4)：764-773, 2018.
5) Chiò A, et al：Positive effects of tertiary centres for amyotrophic lateral sclerosis on outcome and use of hospital facilities. *J Neurol Neurosurg Psychiatry*, 77(8)：948-950, 2006.
6) Rooney J, et al：A multidisciplinary clinic approach improves survival in ALS：a comparative study of ALS in Ireland and Northern Ireland. *J Neurol Neurosurg Psychiatry*, 86(5)：496-501, 2015.
7) Van den Berg JP, et al：Multidisciplinary ALS care improves quality of life in patients with ALS. *Neurology*, 65(8)：1264-1267, 2005.
8) Stephen CD, et al：The Comprehensive Management of Cerebellar Ataxia in Adults. *Curr Treat Options Neurol*, 21(3)：9, 2019.
9) de Silva RN, et al：Diagnosis and management of progressive ataxia in adults. *Pract Neurol*, 19(3)：196-207, 2019.
10) Lynch DR, et al：Friedreich Ataxia：Multidisciplinary Clinical Care. *J Multidiscip Healthc*, 14：1645-1658, 2021.
11) Radder DLM, et al：Recommendations for the Organization of Multidisciplinary Clinical Care Teams in Parkinson's Disease. *J Parkinsons Dis*, 10(3)：1087-1098, 2020.
    Summary　PD における集学的アプローチのストラクチャーとプロセスについて推奨事項をコンセンサスベースドにまとめた内容．他の神経難病の集学的アプローチの参考となる論文．
12) Lidstone SC, et al：The evidence for multidisciplinary care in Parkinson's disease. *Expert Rev Neurother*, 20(6)：539-549, 2020.
13) Karazivan P, et al：The patient-as-partner approach in health care：a conceptual framework for a necessary transition. *Acad Med*, 90(4)：437-441, 2015.
14) 加藤広夢ほか：神経難病患者の経口摂取期間の延長に対する取り組み—入院・在宅医療における言語聴覚療法の連携．日本慢性期医療学会抄録集，(suppl)：285-285，2019.
15) Subramanian I, et al：Synergy of pandemics-social isolation is associated with worsened Parkinson severity and quality of life. *NPJ Parkinsons Dis*, 6：28, 2020.
    Summary　PD の臨床症状に SDH の1つである社会的孤立（social isolation）が及ぼす影響を示した論文．運動習慣などのライフスタイルにより改善可能性を示した点でも興味深く，PD に対する社会的処方や IPW を行う根拠となる．
16) オレンジクロス，社会的処方白書，2021.

四季を楽しむ

ビジュアル嚥下食レシピ

好評書

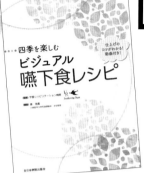

監修・執筆　宇部リハビリテーション病院
田辺のぶか，東　栄治，米村礼子

Swallowing Team

編集　原　浩貴（川崎医科大学耳鼻咽喉科　主任教授）

2019年2月発行　B5判　150頁　定価3,960円（本体3,600円＋税）

見て楽しい、食べて美味しい、四季を代表する22の嚥下食レシピを掲載！
お雑煮からバーベキュー、ビールゼリーまで、イベント食、お祝い食に大活躍！
詳細な写真付きの工程説明と、仕上げのコツがわかる動画で、作り方が見て
わかりやすく、嚥下障害の基本的知識も解説された、充実の1冊です。

食べやすさ，栄養，見た目，味を追及したレシピ！

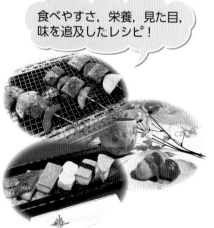

豊富な写真で工程が見てわかる！

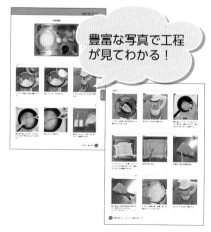

動画付きで仕上げのコツが見てわかる！

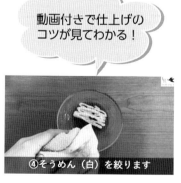

④そうめん（白）を絞ります

全日本病院出版会
〒113-0033　東京都文京区本郷3-16-4　Tel：03-5689-5989
www.zenniti.com　Fax：03-5689-8030

MB Med Reha **No.299**：17-23, 2024

特集／リハビリテーションチームで支える神経難病診療

神経難病の看護

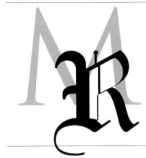

原口道子*

Abstract　神経難病の看護は，病気の進行とともに変化する健康課題，生活障害および社会的課題などの重層的な課題に対して，医療と生活の両側面を融合する視点を持って療養生活支援を行う．神経難病療養者の健康課題・生活障害を療養経過で捉えて，各段階における療養・生活のマネジメント，予測的な視点に基づくリスクマネジメント，意思決定支援，家族支援を適切な時期に効果的に展開する．意思決定支援は，療養者・家族の価値観を尊重し合意形成を繰り返す過程が重要である．併せて，家族の生活，人生，価値観に視点を向けた家族支援を行う．神経難病療養者の支援ニーズは多様であり，制度を超えた多職種の連携の質の確保が重要である．神経難病療養者の継続的かつ横断的な支援体制，多職種連携において，看護は医療を必要としながら病とともに生きる神経難病療養者・家族の今とこれからを一緒に考え，支える．

Key words　リスクマネジメント（risk management），意思決定支援（decision making），家族支援（family health nursing），多職種連携（multidisciplinary collaboration）

難病および神経難病の看護の専門性

「難病」の定義は，「発病の機構が明らかでなく，治療方法が確立していない希少な疾病であって，当該疾病にかかることにより長期にわたり療養を必要とすることとなるもの」難病の患者に対する医療等に関する法律（以下，難病法第1条）である．この定義に照らし合わせると，様々な疾病群を含む指定難病338疾病（2021年時点）に共通する療養生活上の課題が浮かび上がる．

「発病の機構が明らかでない」ことから，発症を予防することが難しく，遺伝の可能性への不安を持つこともある．「治療法が確立していない」ことから，現時点においては完治を目指すことが難しく，症状や苦痛の緩和を図り疾病との共存を目指す．「希少な疾病である」ことから，専門的な知識と技術を持つ医師や支援職が少なく，診断や支援

体制整備に時間を要することがある．社会や周囲の人の理解が得られにくく社会生活上の生きにくさを感じることもある．「長期にわたり療養を必要とする」ことから，病と共存する生き方として，これまで重ねてきた人生の再構築が求められる[1]．人生の再構築にあたっては，疾病に伴う健康課題や生活障害への支援を前提に，家族支援や経済的課題を含む社会的課題など，幅広い支援が必要である．

さらに，神経難病の特徴として，病状の進行とともに重度化・重複化する前述の健康課題および生活障害および社会的課題に対して，医療・保健・福祉・介護などの重層的な支援が必要となる[2]．

このような難病療養者の療養生活上の課題に対して，難病看護とは，「病気によって生じる生活障害に対して，医療・保健・福祉・介護の支援とと

＊　Michiko HARAGUCHI，〒 156-8506　東京都世田谷区上北沢 2-1-6　東京都医学総合研究所，研究員

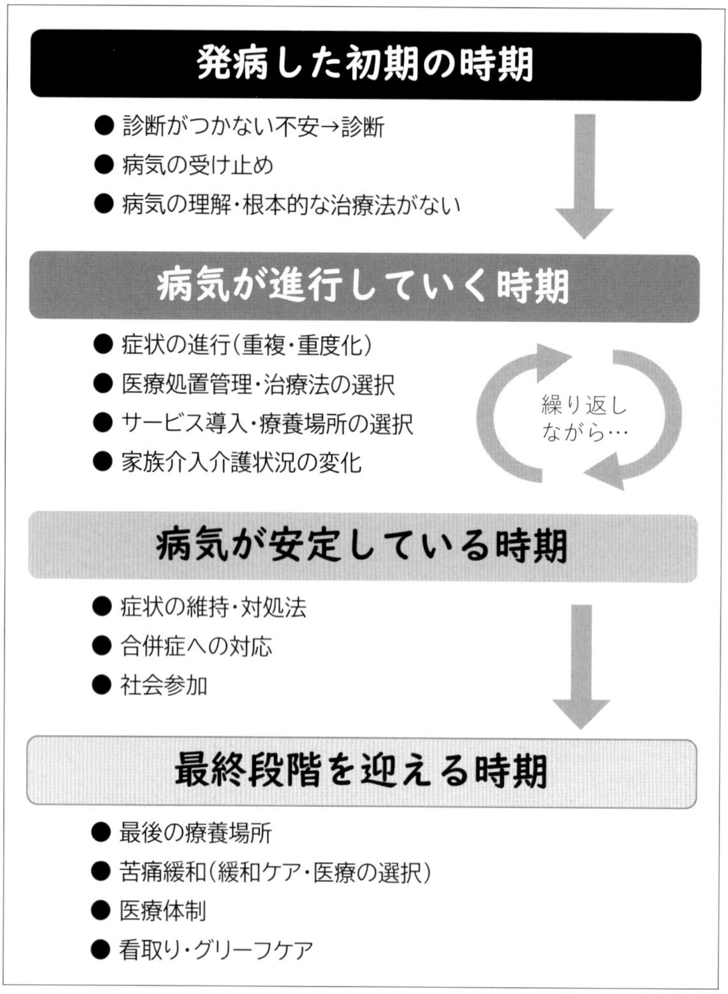

発病した初期の時期

● 診断がつかない不安→診断

● 病気の受け止め

● 病気の理解・根本的な治療法がない

病気が進行していく時期

● 症状の進行（重複・重度化）

● 医療処置管理・治療法の選択

● サービス導入・療養場所の選択

● 家族介入介護状況の変化

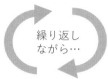

繰り返し
ながら…

病気が安定している時期

● 症状の維持・対処法

● 合併症への対応

● 社会参加

最終段階を迎える時期

● 最後の療養場所

● 苦痛緩和（緩和ケア・医療の選択）

● 医療体制

● 看取り・グリーフケア

図 1.
難病の療養経過における支援課題
（文献 1，3 を参考に筆者作成）

もに介入し，生活・人生設計の再構築を支援する．解決しきれない生活障害に対して，この過程を繰り返し，QOL を維持・向上させるアプローチ」と捉えることができる．看護の専門性は，医療と生活の両側面を融合する視点から療養生活支援を行うことである．多様なニーズを持つ難病療養者の支援においては，多職種との協働のなかで看護の役割を効果的に果たしていきたい．

療養経過における療養生活支援

難病療養者の療養生活支援は，療養経過で健康課題・生活障害を捉えて，1．療養・生活のマネジメント，2．予測的視点に基づくリスクマネジメントを行う．難病および神経難病の特徴を踏まえて，顕在または潜在する支援課題を把握して適切な時期に効果的な支援を展開する．

1．療養・生活のマネジメント

難病療養者の療養経過（**図 1**）を「発病した初期の時期（発病初期）」「病気が進行していく時期（進行期）」「病気が安定している時期（安定期）」「最終段階を迎える時期」として，各段階における支援課題を念頭に置き療養生活支援を展開する[2]~[4]．当然ながら，同じ疾病でも症状や進行の仕方には個人差があり，必ずしもすべての療養者がこのような支援課題を抱えるわけではないが，課題を見逃さずに気づくための視点を持っておきたい．

発病初期には，診断・告知後の精神的支援[5]として，気持ちを聴きながら病気の理解や気持ちの整理を支える．診断までに時間がかかり不安を抱えていたり，本人・家族の病気の受容が追いつかないまま病状が進行してしまうこともある．精神的支援，相談支援と並行しながら，目前の課題に

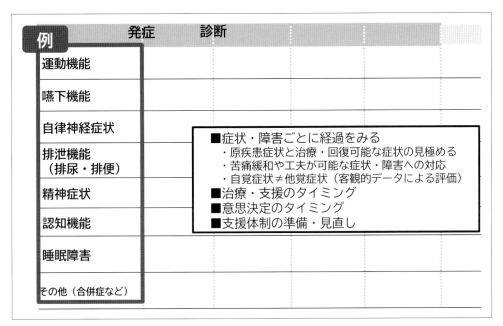

図 2. 症状を療養経過で捉える視点

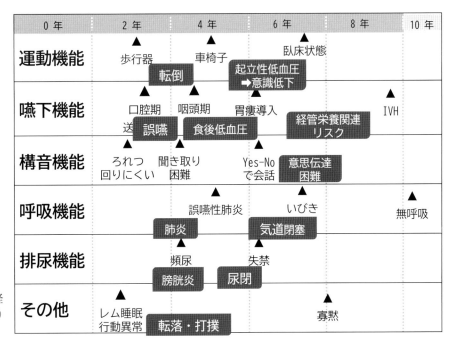

図 3.
多系統萎縮症療養者の療養経過と想定されるリスク（事例）

向けた支援を提供する．タイムリーな支援ができるよう，早期に病院と地域支援機関も含めた支援チームを構築していくことが望ましい．

進行期は，症状の変化を見逃さない観察・アセスメントを行う．神経難病のなかには，運動機能，摂食・嚥下機能，排泄機能，自律神経症状，コミュニケーション機能，認知機能など多様な症状が重複化・重度化していく疾病がある．病気の進行は全体として漠然と捉えるのではなく，変化する多様な症状を機能別に分けながら的確に捉えることで進行に応じたケアが展開できる（図2，3）．予測的な視点で病状進行を捉えることで早期対応やリスク管理ができる．原疾患による抗えない症状と治療・回復可能な症状を見極めた対応が可能となる．症状の変化を見極めるにあたっては，他者から見た変化と自覚症状にはずれが生じることがあ

る．エビデンスに基づいた客観的な指標による観察や検査などを必要に応じて取り入れることも必要である[6]．疾病によっては，胃瘻や人工呼吸器などの治療の選択や療養場所に関する意思決定が必要になる．療養経過で捉えることにより，適切なタイミングでの治療・支援，意思決定，支援体制の準備・見直しを行う．

症状が比較的安定している時期は，症状や苦痛のコントロールや合併症の予防を図りながら，療養者・家族の希望に沿った社会活動，自己実現，QOLの維持・向上に向けた支援を行う．最終段階を迎える時期は，心身の苦痛緩和を図りながら，最期を過ごす療養場所や看取りなどの支援体制を整える．緩和医療や処置についての療養者・家族の意思の確認などを医師を中心とした支援チームで行う．家族へのグリーフケアも重要な支援である．

全経過を通して，介護負担の軽減を含む家族支援の視点は重要である．

2．予測的視点に基づくリスクマネジメント

健康課題・生活障害を療養経過で捉えることによって，予測的な視点によるリスクマネジメントを行うことができる．療養生活の日常のなかで，「何とかトイレまで歩けていたが，転んでしまった」「（介護職員から）食事でむせることが多くなったけれど，本人は食べたいと言っている」「本人は訴えないのだけれど，しばらく話すと疲れている」などの声をきくことがある．療養者が自覚したり，何かが起こってから対応するのではなく，起こり得るリスク（例：誤嚥，転倒など）を未然に予防する視点で，家族や支援チームとともに早期の対応や未然予防策を検討する．家族や介護職員など身近な人には，「最近，移乗の時に介助者にかかる重みが増えていないか（≒立位保持が困難）」「食事の時間はどれくらいか」など，日常の場面から早期に症状変化の徴候に気づいてもらえるよう情報共有を行う．神経難病療養者に対する食事介助と言っても，疾病によって嚥下障害の機序や原因は異なるため，当然ながら介助方法の留意点は

異なる．疾病や障害の特徴を踏まえて，日常的な生活に関わるケア計画・方法に反映し，リスクを最小限にすること，さらに支援チームと共有して療養生活の安全を守ることが看護の役割である．

神経難病療養者の中には，日常的な生活の中で医療機器管理や薬物療法などの医学的管理が必要な場合がある．在宅療養を視野に入れたリスクマネジメントは，医療職が常時そばにいられない状況下での医学的管理となり，生命に関わる重要な点である．在宅人工呼吸管理の在宅におけるリスク要因の例（**表1**）を示す．長期療養中の状態変化，生活場面，家族，環境，支援体制など，医療機関とは違った在宅特有の要因によってトラブルが発生している．医療機関-地域支援機関の双方がこのようなリスクを想定し，連携して対策を講じることが必要である．長期の療養を必要とする療養者の安全管理という意味では，当然ながら緊急時や災害時に備えた対策を講じておくことも重要である．

意思決定支援

難病療養者の療養経過では，多くの意思決定の場面に遭遇する．たとえば，人工呼吸器の装着，経管栄養や麻薬の使用など生命の維持や苦痛緩和に関わる治療の選択が求められる場合がある．治療の選択のみならず，「在宅療養を継続できるのか」「そろそろ車椅子を使用してはどうか」など療養場所の決定やケア方法など療養の方針に関するもの，「旅行に行きたい」などの希望をかなえるための生活や自己実現のための意思決定もある．

治療方針に関わる意思決定は，医師からの治療の説明に対して療養者が同意する「インフォームド・コンセント」とは異なり，療養者が思いや希望，生き方などを自分の価値観として医療者に説明し，最善の選択や生き方をともに考える合意形成による「協働意思決定」が望ましい．協働意思決定では，医師だけではなく多職種や家族なども含めて自己決定を支えるべく検討を繰り返す過程に意味がある．繰り返す過程のなかで療養者の気

表 1. 在宅人工呼吸管理に関するヒヤリハット事例のリスク要因の例

療養者に関する要因	・療養者の姿勢によって，いつも痰が一定のところにたまりやすい. ・気切孔が広がってきていた. ・入浴によって呼吸負荷が増していた. ・痰の性状が変化して加湿設定を変更したため，痰が詰まりかけた. ・加温加湿器から人工鼻に変更した後に，痰の性状が変化した. ・カフエアの量が合わなくなっていた. ・療養者の希望によりカフエアの量を少なくしていた.
管理・環境・物に関する要因	・吸引できる家族介護者の不在時間ができてしまった. ・療養者の観察が十分できないほど，室内照明が暗かった. ・呼吸器設置位置がずれており，呼吸器をはさんでしまった. ・入浴時の移動で回路が緩んでいた. ・外出時に備えたバッテリー充電が不足していた. ・電源のチェンジ(バッテリー⇔AC 電源)が適切に行われなかった. ・蘇生バッグが破損していた. ・回路交換の手順が支援者間で統一されていなかった.
当事者・他者に関する要因	・介護者と看護師の移動時のやり方が徹底されず息が合わなかった. ・介護職のケア中に，回路内の水滴が気管に逆流してしまった. ・家族が，体調不良で注意不足になり，給水を忘れてしまった. ・家族が吸引圧を上げてそのままにしていた. ・幼児が気管カニューレを引き抜いた. ・家族介護者が眠り込んでしまい，アラーム音に気づけなかった. ・介護者が食事で座位にした時に気管カニューレがひっぱられた. ・体調変化で痰量増加が予測されることが，家族に伝わっていなかった.

持ちは，揺らぎ，変わるものであることを前提としながら，その時点での意思を確認する．一方で，抗えない病状の進行によって決断しなければならない時間的な限界もある．意思決定において，本人と家族の関係の視点も重要である．療養者と家族の意見が異なることもあり，必要に応じて別々に意向や理由を確認し，合意形成を目指す．意思決定支援において看護師は，医学的な説明に対する気持ちを聴き，気持ちや情報の整理を手伝う．意思決定支援における看護の役割は，療養者・家族の価値観を確認しながら合意形成を目指すうえで，療養経過を見極めつつ医療と生活・生き方の両側面を融合する視点を持って参画することである．

家族支援

神経難病療養者の重度化・重複化する療養経過において，支援者は家族に対して「介護者」の側面から関わる場面が多い．しかし，家族には，療養者の発症とともに与えられる「介護者」という立場以前に，家族自身の生活，人生，価値観があることは当然の前提である．

発病によって，家族内役割や経済状況や生活状況などへの影響が生じるため，家族の状況として，家族構成，家族間の関係性，健康・活動状態，経済力，家族員の介護参加の意思・理解力，家族を支える家族以外の存在などを把握する．家族が抱える課題として，家族の健康課題，家族の仕事事情，小さい子どもの育児，ヤングケアラー，介護離職など，考慮すべき事情がないかを確認する．必要に応じて，他の支援チームや福祉関係者，行政機関などとの連携による支援が求められる．

神経難病には，遺伝性の疾病もある．家族内に複数の療養者がいたり，家族自身に発症リスクが潜在している場合もある．看護師は，家族の事情や不安を把握したり，発症の徴候に気づくなど，潜在的な課題への視点を持って家族と関わることも必要である．慎重な対応を要するので，必要に応じて遺伝カウンセリングなどの専門職との連携による家族支援が求められる．

家族には，家族の不安や不満，気持ちの変化などがある．療養者とは別に家族の話を聴き，不安や不満，負担に向き合う機会を持つことも必要で

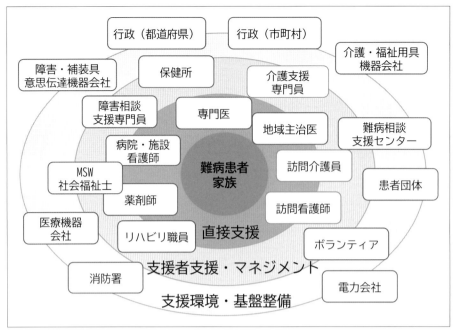

図 4. 難病療養者の支援に関わる関係職種

ある．同じような経験を持つ人と思いを共有し交流する機会として家族会も貴重な場である．必ずしも専門職の支援だけが効果的とは限らず，必要なときに必要な支援につなげることも看護の役割である．長期療養を支える家族への支援として，家族の介護負担の軽減は必要である．難病特別対策推進事業「在宅難病患者一時入院等事業」の利用や，昼夜を問わず必要な喀痰吸引などの医療的ケアについては，研修を修了した介護職員による対応を検討することもできる．

神経難病療養者の家族支援における看護は，家族の心身の状態を早期に把握して支援するとともに，多職種との連携によって家族の生活，人生，価値観に視点を向けた支援を展開する．

多職種連携における看護の役割

神経難病療養者は，療養経過において変化する支援課題に対して，医療保険・介護保険・障害者総合支援法・難病法（難病対策）などの制度・サービスを活用しながら支援体制を整備していく．関係する職種（図 4）も多岐にわたり，多職種の連携の質が重要である．

難病療養支援体制において，看護師は様々な場で活動している．医療機関と言っても専門医療を担う難病診療連携拠点病院や難病医療協力病院，日常的な診療・在宅診療を行う診療所などがあり，そのなかでも病棟，外来，退院調整・地域連携部門など多岐にわたる．地域においても，保健所，訪問看護事業所，施設，難病相談支援センターなど多岐にわたる．様々な場にいる看護職同士の看看連携によって，神経難病療養者の療養経過の各段階のつなぎを円滑にして，安心して安全に療養生活を継続できるよう支えることが必要である．

加えて，神経難病療養者の今とこれからのニーズを包括的に把握し，看護以外の他職種による支援の必要性を的確に判断してつなぐ看護が必要である．たとえば，筋萎縮性側索硬化症のように多様な課題に直面する疾病では，多職種診療が有効な方法と考えられている[6]．

神経難病療養者の継続的かつ横断的な支援体制，多職種連携において，看護は医療と生活を融合する役割を持って，神経難病療養者・家族の今とこれからをともに考え，支える専門職である．

文　献

1) 中山優季ほか：難病看護の専門性と特徴—難病看護の定義に向けて—. 日難病看会誌, 21(1)：54, 2016.
2) 中山優季ほか：難病患者の生活実態による新たな指定難病の類型化とその特徴, 日難病看会誌, 26(1), 173-184, 2021.
   Summary　難病法施行後330以上となる指定難病療養者の状態像から類型化を試み, 支援方策に有用な視点を提案する.
3) 小森哲夫ほか編著, 難病のケアマネジメント研修テキスト, 社会保険出版社, 28-31, 2016.
4) 原口道子ほか：難病のケアマネジメント 技とコツ2020年度版, 2020年度厚生労働行政推進調査事業費補助金　難治性疾患政策研究事業「難病患者の総合的地域支援体制に関する研究（研究代表者：小森哲夫）, 21, 2020.
5) 鎌田依里, 峯村優一：難病療養者のこころ　心理臨床と生命倫理の視点から, 創元社, 2023.
   Summary　相談支援に携わる臨床心理士の視点で, 療養者の心のありようと心理的支援の方向性をわかりやすく解説する.
6) 日本神経学会監, 筋萎縮性側索硬化症（ALS）診療ガイドライン2023, 南江堂, 2023.
7) 河原仁志ほか編, 快をささえる難病ケアスターティングガイド, 医学書院, 2016.
   Summary　難病の当事者・関係職種が各立場からの実践知を結集して, 難病ケアの目指すべき姿を示す.
8) 西澤正豊編, すべてがわかる神経難病医療, 中山書店, 2015.

MB Med Reha **No.299**：24-31, 2024

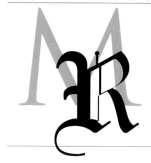

特集／リハビリテーションチームで支える神経難病診療

神経難病の方の通所リハビリテーション・訪問リハビリテーション

市川　勝[*1]　秦　若菜[*2]

Abstract　神経難病患者は在宅で療養していることが多く，生活の場で行われる通所リハビリテーションや訪問リハビリテーションは，在宅リハビリテーションサービスの受け皿として重要な役割を果たしている．通所リハビリテーションの特徴的な機能として，医師による「医学的管理機能」と生活機能の維持・向上を目的とした「リハビリテーション機能」が挙げられ，ほかに通所介護と共通する機能として「社会活動の維持・向上機能」と「介護者等家族支援機能」がある．一方，訪問リハビリテーションは利用者の自宅で実施するという点が最大の特徴であり，生活課題に対する実際的な介入が可能である．神経難病患者の場合，症状の進行がリハビリテーションの目標設定に影響を及ぼすことが知られており，在宅リハビリテーションにおいてもトーキングマット日本語版などのコミュニケーションツールを活用しながら，患者本人の価値観や選好を目標に組み込むことが不可欠である．

Key words　通所リハビリテーション（outpatient rehabilitation），訪問リハビリテーション（home-visit rehabilitation），介護保険（long-term care insurance），目標設定（goal setting），トーキングマット日本語版（Talking Mats Japanese version）

はじめに

神経難病は進行性であり，運動症状のみならず経過とともに非運動症状としての認知機能障害や自律神経症状などの合併が見られることがあり，その治療においてリハビリテーション医療は主要な位置を占めている．また，神経難病患者は在宅で療養している場合が多いため，生活の場の中で行われる在宅リハビリテーションの果たす役割は大きい．本稿では，在宅リハビリテーションを担う社会資源の中でも特に介護保険における通所リハビリテーションと訪問リハビリテーションに焦点を当て概説する．また，それら在宅リハビリテーションにおける目標設定の考え方と実際についても触れる．

神経難病患者に対する在宅リハビリテーション

神経難病患者における在宅リハビリテーションの選択肢としては，医療保険による外来リハビリテーションおよび訪問リハビリテーション，介護保険による通所リハビリテーションや訪問リハビリテーションが挙げられる．このほかに，訪問看護ステーションからの理学療法士，作業療法士，言語聴覚士（以下，リハビリテーション専門職）による訪問看護もあるが，これはあくまで看護業務の一環としてのリハビリテーションを，看護師に代わって実施するという位置づけのものである点に注意が必要である．しかしながら訪問看護は医療保険または介護保険のいずれかを利用でき，在宅療養に必要な医療的処置を看護師から受けながら

*1 Masaru ICHIKAWA，〒 252-0373　神奈川県相模原市南区北里 1-15-1　北里大学医療衛生学部リハビリテーション学科言語聴覚療法学専攻，講師
*2 Wakana HATA，同，講師

リハビリテーションを行うことが可能であることから，神経難病患者にとっても有意義なサービスの1つであると言えよう.

神経難病のリハビリテーションに関する全国調査によれば，リハビリテーション施行施設は病院の外来(37.2%)，通所リハビリテーション(27.1%)，訪問リハビリテーション(20.1%)の順で多く，49.6%が介護保険，43.1%が医療保険を利用していた[1]. また，通所・訪問リハビリテーションの目的を踏まえた在り方に関する調査研究事業[2]では，通所リハビリテーション事業所の新規利用者のうちパーキンソン病患者は4.9%，その他進行性の神経疾患が2.5%，訪問リハビリテーション事業所ではパーキンソン病が6.9%，その他進行性の神経疾患患者が3.3%であったと報告されており，一定数の神経難病患者が通所リハビリテーションや訪問リハビリテーションを利用している現状が伺える. 以下，介護保険による通所リハビリテーションと訪問リハビリテーションそれぞれの特徴を述べる.

1．通所リハビリテーション

通所リハビリテーションは「要介護者が可能な限り居宅で，能力に応じ，自律した日常生活ができるよう生活機能の維持または向上を目指すもの」であり，「理学療法，作業療法その他必要なリハビリテーションを行うことにより，利用者の心身の機能の維持回復を図るもの」[3]である. 利用の開始にあたり，医師による予後予測に基づく必要性の判断と詳細な指示が必要であり，常勤の医師の配置が必要となるため，開設者としては病院，診療所，介護老人保健施設，介護医療院に限られる. また，リハビリテーションを担当する職種として，単位ごとに利用者100名につき1名以上のリハビリテーション専門職の配置が求められている. このように，医師の診察などによる「医学的管理機能」と，生活機能の維持・向上を目的とした「リハビリテーション機能」を有している点が通所リハビリテーションの大きな特徴である. なお，通所リハビリテーションのその他の機能として参加機会を確保するための「社会活動の維持・向上機能」やレスパイトを含む「介護者等家族支援機能」も挙げられるが，これらは通所介護と共通の機能である[4]. サービス提供時間ごと(1〜2時間，3〜4時間，6〜7時間など)に異なる報酬が設定されており，リハビリテーション機能に特化した事業所は入浴や食事のサービスを含まない短時間型サービスを提供していることが多い. 一方，長時間型の通所リハビリテーションは，医療依存度が高い患者や中重度の介護が必要な患者にリハビリテーションやケアを提供する場として機能していることが多い.

前述の通り，通所リハビリテーションにはリハビリテーション専門職のいずれか1名以上の配置が必須となっているが，一部の加算算定時を除いてリハビリテーション専門職によるマンツーマンのリハビリテーションの実施について規定がなく，個別リハビリテーションの時間が乏しいと言う問題がある. そのため，目標とする生活課題の同定，通所時以外の時間も含め介護職・家族などリハビリテーション専門職以外との機能訓練の実施，環境調整など幅広い支援が必要となる. これらを適切に実施していくためには，患者・家族・医師・リハビリテーション専門職を含めた多職種・他事業所が相互に顔の見える関係を構築し，設定された目標を共有のうえ個々の役割を実行して課題解決を目指すリハビリテーションマネジメントが重要であり，令和3年度介護報酬改定にて必須事項となった. また，利用者の状態に応じたサービス提供体制や質の向上に向けた取り組みを評価するために複数の加算が設定されており，一例を**表1**に示した. このように，医師が直接，または医師の指示に基づき看護師による医療処置が提供されること，リハビリテーション専門職・管理栄養士・介護職など複数の専門職による支援を受けられること，通うことそのものが参加機会の1つとなり得ることから，通所リハビリテーションは生活課題の根本要因が健康状態にある神経難病患者の活動や参加を維持・拡大するための社会

表 1. 通所リハビリテーション・訪問リハビリテーションにおける各種加算(抜粋)

名称	算定要件の概要	通所リハビリテーション	訪問リハビリテーション
リハビリテーションマネジメント加算	医師・リハビリテーション専門職その他の職種が共同し，継続的にリハビリテーションの質を管理した場合に算定	○	○
短期集中個別リハビリテーション実施加算	医師の指示を受けたリハビリテーション専門職が，利用者に対して退院もしくは退所または認定日から起算して3か月以内の期間に個別リハビリテーションを集中的に行った場合に算定	○	
短期集中リハビリテーション加算	病院・診療所，介護保険施設から退院もしくは退所または要介護認定を受けた日から起算して3か月以内の期間にリハビリテーションを集中的に行った場合に算定		○
認知症短期集中リハビリテーション実施加算	認知症であると判断された利用者に対し，退院日または通所開始日から起算して3か月以内の期間に，リハビリテーションを集中的に行った場合に算定	○	
生活行為向上リハビリテーション実施加算	生活行為の内容の充実を図るための目標および当該目標を踏まえたリハビリテーションの実施内容等をリハビリテーション実施計画にあらかじめ定め，利用者の能力の向上を支援した場合に算定	○	
移行支援加算	リハビリテーションを行い，利用者の通所介護等への移行や家庭での役割獲得，就労の実現に向けて支援した場合に算定	○	○
栄養改善加算	低栄養状態にある，もしくはそのおそれのある利用者に対し，栄養改善サービスを行った場合に算定	○	
口腔機能向上加算	口腔機能が低下，もしくはそのおそれのある利用者に対し，個別的に口腔清掃の指導や実施，摂食嚥下機能に関するリハビリテーションを実施した場合に算定	○	

資源であると言える.

2. 訪問リハビリテーション

訪問リハビリテーションは，「要介護者について，その者の居宅において，その心身の機能の維持回復を図り，日常生活の自立を助けるために行われる理学療法，作業療法その他必要なリハビリテーションを行うことにより，利用者の心身機能の維持回復および生活機能の維持又は向上を目指すもの」と定義される[5]．訪問リハビリテーションの実施場所は原則として居宅であるが，リハビリテーション計画として事前に目的や頻度などをリハビリテーション実施計画書に記載することで，公共交通機関の利用など居宅外でのリハビリテーションの実施も認められている．対象となる疾患に制限はなく，医師が必要であると認めた場合に利用が可能である．注意点として，対象者が通院または通所が困難であることを前提としており，通院または通所が可能な場合は原則として通所リハビリテーションの利用が優先される．

訪問リハビリテーションの提供元には病院・診療所，介護老人保健施設があり，病院・診療所からの訪問リハビリテーションは医療保険または介護保険のいずれかを利用できるが，介護老人保健施設からの場合は介護保険のみの利用となる．人員基準として，専任の常勤医師1名以上および適当数のリハビリテーション専門職の配置が求められる．訪問リハビリテーションの1回の利用時間について，利用者の約8割が40分となっており[2]，頻度は約9割が1〜2回／週で実施されている[6]．個別リハビリテーションが中心とはいえ，生活機能の維持または向上を実現するにはこれ以上の頻度・時間を重ねる必要があるため，やはり関連職種との連携により生活の中で機能訓練を取り入れる工夫を検討する必要がある．たとえば訪問看護との連携では，神経難病を含む厚生労働大臣が定める疾患などに該当する場合には，医療保険での訪問看護が優先される．この場合，1日3回，週4日以上の訪問看護が可能となるため，医療保険での訪問看護と介護保険での訪問リハビリテーションを組み合わせて連携を図る介護支援計画を立案することも可能である．通所リハビリテーションと同様に各種加算が設定されている(表1).

訪問リハビリテーションの最大の特徴は，利用者の自宅で実施するという点である．慣れ親しん

だ自宅では，利用者自身が患者役割ではなく生活者役割のもと，自らの価値を表出しやすい．この点を活かし，本人から表出された心からの希望に基づき，生活の場において実際的な介入ができることが訪問リハビリテーションの強みである．

3．オンライン診療との連携

在宅でリハビリテーションを実施している神経難病患者に対し，情報通信技術を活用したオンライン診療を導入した事例が報告されている．西口[7]は訪問時の訓練や食事風景を在宅スタッフが撮影し，テレビ電話によりリアルタイムで画像を共有のうえ医師，訪問看護師，患者およびその家族と情報交換を行うことで，実際の動作場面や生活環境を踏まえたリハビリテーション指導や環境整備，ケアプランの見直しにつながった例を報告している．また，野﨑[8]は摂食・嚥下障害の在宅医療においてオンライン診療を活用することで，患者側の安心感や意欲の維持，リハビリテーション効果につながる一方，医療者側としても在宅患者の様子を視覚情報としてリアルタイムで共有できたことを報告している．症状の日内変動がある神経難病患者の場合には，通所リハビリテーションや訪問リハビリテーション場面では問題なく歩行が可能であっても，自宅でオフの場合に転倒を繰り返している事例もある．また多職種連携の観点から，通所リハビリテーションや訪問リハビリテーションからの情報を共有しようとしても，文書のみでは十分なコミュニケーションにつながりにくいことを多く経験する．居宅と関連職種をオンラインでつなぎ，リアルタイムで視覚的に情報を共有することで，これらの課題の解決につながる可能性がある点で，オンライン診療との連携は有意義である．吉川ら[9]の報告によれば，遠隔でのリハビリテーションを介入手段とした臨床研究のうち，難病を対象としたものは全体の8%であった．インターネット接続環境や多職種・多事業所間の時間調整の困難さ，マンパワー，居宅内を撮影されることに対する患者本人または家族の心理的抵抗感など解決すべき課題はあるものの，

オンライン診療との連携が今後さらに拡がっていく可能性がある．

通所リハビリテーション・訪問リハビリテーションにおける目標設定

リハビリテーション医療における目標設定は，患者と医療者により，主なターゲットとなる活動や参加を決定し確認するプロセスであり，患者個々の複雑な健康状態に対応する個別の目標を設定する必要がある．Levackら[10]は，目標設定の機能を ① 対象者のアウトカムを改善する，② 対象者の自律性を促進する，③ 介入結果を評価する，④ 専門職として要求に応える，の4つに整理している．この点について，神経難病患者では症状の進行が目標設定に影響を及ぼすことが知られている．Tonnesenら[11]は，パーキンソン病患者を対象に目標設定会議における半構造化面接と観察を行った．その結果，進行性の疾患であるにも関わらず目標を設定することに疑問を抱きながらも，自分自身の目標は適切であると考えるなど両義的な見解を示した患者，状況に合わせて目標を調整するという現実的な見解を示した患者など，目標設定に対する様々な問題提起がなされたことを報告している．疾患により症状の進行速度は異なるものの，神経難病のリハビリテーションにおいて心身機能レベルのアウトカムの維持や改善を主目標とした場合，ある時点で目標の下方修正が避けられない．このような状態が継続すると，患者自身のリハビリテーションに対するモチベーションの低下や抑うつ，無力感につながり，リハビリテーション専門職との信頼関係にも大きな影響を及ぼす．

このような事態を避けるためには，目標設定に患者自身が参加し，患者自身の価値観をリハビリテーションの目標に組み込むことが必要である．価値観とは，自分自身と人生についての基本的な信念[12]であり，対象者自身にとって大切なことや人生における優先事項などを含む．Vermuntら[13]は，患者自身の価値観を目標に組み込むための

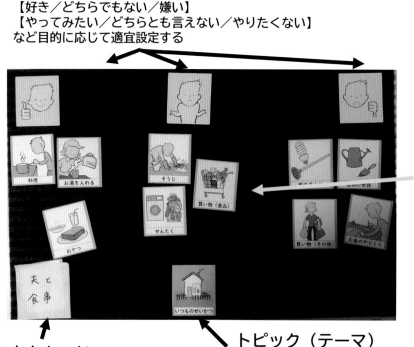

ビジュアルスケール
【好き／どちらでもない／嫌い】
【やってみたい／どちらとも言えない／やりたくない】
など目的に応じて適宜設定する

オプションカード
トピック（テーマ）ごとに
20枚程度用意されている。
使う枚数，順序は任意。
支援者（聞き手）から対象
者（考える人）に渡し，対
象者がマット上のいずれか
のスケールの下に置き，自
身の意思や見解を表明する。

空白カード
対象者固有の価値観や選好
に関する情報を得る

トピック（テーマ）
そのセッションの中心となる話題を表す。ICFの
「活動・参加」「環境」「健康」の各領域に対応
する13のトピックが用意されている

図 1. トーキングマットの枠組み

three goal modelを提案している。このモデルは，疾患や症状に関連する目標，基本動作やADLなどの機能的な目標，そして本人の価値観や選好に基づく基本的目標の3要素から構成されており，中でも本人の価値観や個人史，これまで培ってきた人間関係に基づく基本的目標を，目標設定における原則的な指針として位置付けている。すなわち，まず基本的目標を共有し，それに基づき機能的目標や疾患に関連する目標を設定するという，いわゆるトップダウン・アプローチとしての目標設定である。これにより，たとえば疾患の進行により機能障害や活動制限が拡大したとしても，基本的目標の軸にぶれがなければ「どのようにすれば，自身が望む人生を維持できるか／少しでも近づけていけるか」ということを本人とともに考えていくことが可能となる。

1．トーキングマット日本語版[14]を活用した目標設定

我々は，この基本的目標における患者自身の価値観や選好を共有するために，トーキングマット日本語版を活用している。トーキングマットは英国で開発されたコミュニケーション支援ツールであり[15]，コミュニケーション障害のある人が自分自身の価値観や選好に基づいて意思を表明するための拡大・代替コミュニケーションである[16]。トーキングマットの主な機能は，絵カードのやりとりを通して特定のテーマにおける本人の価値観や選好，意見，選択を可視化し，会話を構造化することである。トーキングマットにより本人の価値観や選好，思いを共有するプロセスは以下の通りである（図1）。

• **トピックを表すシンボル**：会話を行う対象者と支援者が，話したいトピックを相談して決定

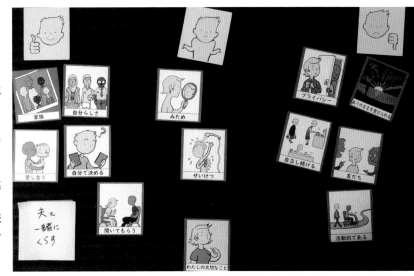

図 2.
本人の価値観を共有するために実施
したトーキングマットの結果
トピックは「わたしの大切なこと」,
スケールは「とても大切」「まあまあ
大切」「あまり大切ではない」とした.
自立し続けること,活動的であるこ
とよりも,家族(特に夫)と一緒に暮
らすことや,妻の役割として愛する
夫に自分の味付けでの食事を食べ続
けてほしいことに価値を見出してい
ることなどが語られた.

し,そのシンボルをマットの下部に置く.トー
キングマット日本語版の「健康とウェルビーイ
ング」フルセットに含まれる全13のトピックは
国際生活機能分類(ICF)の「活動と参加」「環境」
「健康」の各要素に基づき,より親しみやすい言
語に翻訳され作成されている.

- **オプションを表すシンボル**:支援者は,当該会
話における中心的なトピックに関連するシンボ
ルを1つずつ手渡し,そのシンボルに対して対
象者本人がどのように感じているか,考えてい
るかをオープンクエスチョンで尋ねる(例:「買
い物はどうですか?」).

- **トップスケールを表すシンボル**:マットの上部
に置かれたシンボルは,対象者の気持ちや意見
を表す(例えば,「やりたい」「どちらでもない」
「やりたくない」など).必要に応じて,文字を添
えても良い.

  対象者は,手渡されたシンボルについて自分
の気持ちや価値観に向き合い,考え,自分に
とって最も適切なトップスケールを表すシンボ
ルの下にオプションを表すシンボルを置く.な
お,上肢の使用が困難な場合には,口頭での応
答や目の動きによりシンボルの配置を示すこと
で,対象者自身によるコントロールが可能とな
る.

- **空白のカードの活用**:あらかじめ準備したカー
ドを一通り手渡したのち,対象者自身が置いて

みたいカードの有無を尋ねる(例:ほかに置い
てみたいカードはありますか?).希望があれ
ば,何も書かれていない空白のカードに,文字
や絵をかいて対象者に手渡す.空白のカードを
使用する理由は,対象者固有の価値観に関する
情報を取得するためである.

- **ふりかえり**:置かれたカードの内容から,支援
者が対象者の気持ちや意見を理解できているか
確認する.置かれたカードの位置を変更するこ
とも可能であることを対象者に伝える.

- **行動の計画**:得られた結果に基づき,次の行動
計画につなげる.必要に応じて,本人の思いを
さらに掘り下げるための会話に移行することも
ある.

2. 事例提示「夫の好きな味は,私が一番わ かっているの」

60歳代,女性.パーキンソン病(Hoehn & Yahr
stage 3).要介護度2で夫と2人暮らし.自宅で
は家事全般を行っていたが,転倒回数が増えてき
たこと,嚥下障害が見られてきたこと,握力低下
により調理動作に困難さが見られてきたことによ
り,ケアプランに基づき通所リハビリテーション
の利用を開始.転倒予防,誤嚥予防,発話明瞭度
の維持などの目標と合わせて,トーキングマット
を用いて活動・参加レベルの目標に関する本人の
希望を聴取したところ(トピックは「いつものせい
かつ」,スケールは「やりたい/どちらでもない/

やりたくない」と設定),「料理をやりたい」という思いがあることが明らかとなった(**図1**).さらに,その思いの根底にある本人の価値観を共有するため,掘り下げのためのトーキングマットを実施した(トピックは「わたしの大切なこと」,スケールは「とても大切／まあまあ大切／あまり大切ではない」と設定).プロセスに従ってセッションを行った結果のマットの写真を**図2**に示す.セッション中には「夫とは恋愛結婚で,私の料理の味に惚れたらしいのよ」「夫の好きな味は私が1番わかっている」「病気にはなったけど,それ(調理)だけは何とか頑張りたいの」などの表出が見られた.本人の承諾を得て,トーキングマットの結果およびセッション中の語りを主治医,通所リハビリテーション担当医,介護支援専門員,リハビリテーション専門職等と共有した.調理に関しては「自分の味付けで作った料理を夫に食べてもらう」を価値に基づく基本的目標とし,当面は「握力やピンチ力の向上による調理動作の円滑化」を機能的目標とした.利用開始後6か月時点で野菜を切る動作や鍋の把持がしやすくなるなどの改善が見られたが,疾患の進行とともにADLおよびIADLの低下が目立つようになり,通所リハビリテーション開始後1年半時点で訪問リハビリテーションに移行.この時点では調理動作の多くに介助が必要となってきていたが,トーキングマットにて改めて基本的目標を確認したところ以前と変わりない結果であったため,身体機能面に関する機能的目標と合わせて「本人による各種メニューのレシピ作成」と「本人作成レシピに基づくヘルパーによる調理」を軸としたケアプランが作成された.訪問リハビリテーション開始後3か月時点で,本人からは「体は動かなくなってきているけれど,夫も変わらず美味しいって食べてくれていて嬉しい.ヘルパーさんにも感謝している」との表出が見られた.

むすびに

現在の診療報酬制度の中で,進行性の神経・筋疾患の場合には,患者の疾患,状態などを総合的に勘案し,治療上有効であると医学的に判断される場合には,標準的算定日数を超えて疾患別リハビリテーションを算定できる,とされている.しかしながら,都道府県単位での各保険者などにより算定の可・不可が異なることもあり,医療機関での外来リハビリテーションが打ち切りとなるケースも少なからず耳にする.そのような中,介護保険での通所リハビリテーションや訪問リハビリテーションはリハビリテーションサービスの受け皿として重要な役割を果たす.Raffertyら[17]は,パーキンソン病患者の進行段階を考慮したリハビリテーション提供の枠組みについて,① 早期の相談的および積極的なリハビリテーションアプローチ,② (初期から進行期までどの段階でも適切であるが特に)中期の機能改善アプローチ,③ 進行期のメンテナンスアプローチ,の3つに整理して説明している.また,パーキンソン病診療ガイドライン2018においても「早期から進行期まで,どのステージにおいても介入すると有効性が高い」と,進行期における生活期リハビリテーションの有用性が言及されている.神経難病患者個々の価値観を踏まえた通所リハビリテーションや訪問リハビリテーションの効果に関するエビデンスのさらなる構築が期待される.

文　献

1) 植木美乃:地域リハビリテーションの現場から.臨床リハ,**30**:475-482,2021.
2) 一般社団法人全国デイ・ケア協会:令和元年度厚生労働省老人保健健康増進等国庫補助金事業 通所・訪問リハビリテーションの目的を踏まえた在り方に関する調査研究事業報告書,52-136,2020.
3) 厚生省:通所リハビリテーション.平成11年厚生省令第37号「指定居宅サービス等の事業の人員,設備及び運営に関する基準」第110条.
4) 全国デイ・ケア協会:リハビリテーションマネジメント実践マニュアル.4-9,2016.
5) 厚生省:訪問リハビリテーション.平成11年厚生省令第37号「指定居宅サービス等の事業の人員,設備及び運営に関する基準」第75条.

6）厚生労働省：社会保障審議会（介護給付費分科会）第 182 回（R2.8.19）資料 4　訪問リハビリテーション.
〔https://www.mhlw.go.jp/content/12300000/000679685.pdf〕（2023 年 8 月 1 日閲覧）.

7）西口真意子：神経筋疾患の遠隔リハビリテーション．総合リハ，**50**：335-341，2022.

8）野﨑園子：摂食嚥下障害診療における遠隔医療. 耳喉頭頸，**93**：427-431，2021.

9）吉川光司ほか：世界における遠隔リハビリテーションの実態調査と報告. 運動器理学療法学，**2**：47-57，2022.

10）Levack WMM, et al：Purposes and mechanisms of goal planning in rehabilitation：the need for a critical distinction. *Disabil Rehabil*, **28**：741-749, 2006.
Summary　リハビリテーションにおける目標設定の目的を類型化し，目標設定のエビデンス構築に関する議論の端緒となった.

11）Tonnesen M, et al：What Are Your Goals? Goal-Setting Logics in Danish Parkinson's Rehabilitation. *Med Anthropol*, **41**：574-590, 2022.

12）Naik AD, et al：Health Values and Treatment Goals of Older, Multimorbid Adults Facing Life-Threatening Illness. *J Am Geriatr Soc*, **64**：625-631, 2016.
Summary　患者の健康関連価値観を分類し，その結果から患者の主体的な意思決定に向けて医療者が持つべき視点について言及している.

13）Vermunt NP, et al：A three-goal model for patients with multimorbidity：A qualitative approach. *Health Expect*, **21**：528-538, 2018.

14）名川　勝ほか：トーキングマット日本語版「健康とウェルビーイング」フルセット. 一般社団法人日本意思決定支援ネットワーク，2020.

15）Murphy J, et al：Using the WHO-ICF with Talking Mats to enable adults with long-term communication difficulties to participate in goal setting. *Augment Altern Commun*, **28**：52-60, 2012.

16）Macer J, et al：Using a communication tool to help clients express their health concerns. *Learning Disability Practice*, **13**：22-24, 2010.

17）Rafferty MR, et al：Frameworks for Parkinson's Disease Rehabilitation Addressing When, What, and How. *Curr Neurol Neurosci Rep*, **21**：12, 2021.

MB Med Reha **No.299**：32-39, 2024

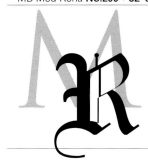

特集／リハビリテーションチームで支える神経難病診療

神経難病の理学療法の実際

上出直人*

Abstract　パーキンソン病(PD)，脊髄小脳変性症(SCD)，筋萎縮性側索硬化症(ALS)を中心に，理学療法の実際とエビデンスについて概説した．理学療法における評価としては，PD には MDS-UPDRS，SCD には SARA，ALS には ALSFRS-R，などの疾患特異的な評価尺度がそれぞれ有用である．加えて，歩行・バランス能力の評価や筋力の評価，ADL 動作に対する観察的評価も重要である．さらに，神経難病では呼吸機能の評価も重要である．理学療法については，疾患の進行に応じて，運動療法や呼吸理学療法を実施していくことが重要である．また，発症早期には，身体活動や社会活動を制限しないように指導し，廃用症候群を予防することが重要である．症状が進行し ADL に介助が必要となってきた際には，家族への指導，社会資源の活用も重要となる．神経難病の理学療法については研究が少なく，エビデンスが出ている部分もあるが，不明確な部分が多いのも現状である．

Key words　パーキンソン病(Parkinson's disease；PD)，脊髄小脳変性症(spinocerebellar degeneration；SCD)，筋萎縮性側索硬化症(amyotrophic lateral sclerosis；ALS)，理学療法(physical therapy)，エビデンス(evidence)

はじめに

　神経難病の理学療法に関しては，運動療法だけでなく，呼吸機能，福祉用具，家族指導といった観点も含めて幅広い対応が求められる．本稿では，パーキンソン病(Parkinson's disease；PD)，脊髄小脳変性症(多系統萎縮症(MSA)を含む)(spinocerebellar degeneration；SCD)，筋萎縮性側索硬化症(amyotrophic lateral sclerosis；ALS)を中心に，理学療法の実際について現状のエビデンスも含めて概要をまとめた．

神経難病における理学療法評価

1．パーキンソン病(PD)における評価

　PD の症状には，運動症状と非運動症状があるが，運動症状だけでも多岐にわたる．そのため，疾患特異的な評価尺度である，movement disorder society-sponsored revision of the unified Parkinson's disease rating scale(MDS-UPDRS)[1)2)]が理学療法評価としても有用である．MDS-UPDRSは，part I (日常生活における非運動症状)，part II (日常生活で経験する運動症状の側面)，part III (運動症状の調査)，part IV (運動合併症)の4パートで構成され，0〜260点の範囲で点数化する．評価項目が全65項目と多いため，短時間で簡便な評

* Naoto KAMIDE，〒 252-0373 神奈川県相模原市南区北里 1-15-1　北里大学医療衛生学部リハビリテーション学科理学療法学専攻，准教授／同大学大学院医療系研究科

価とは言い難いが，少なくとも part Ⅱ と part Ⅲ について評価を行うことで，PD の運動症状を網羅的かつ定量的に評価することができる．

歩行・バランス能力については，歩行速度や timed up & go test（TUGT）がよく用いられる．PD では症状の日内変動や日間変動があるため，こまめに測定を行うことで症状の変動を把握することが重要である．また，バランス能力の評価では，静的・動的バランスの評価だけでなく，必ず外乱刺激に対する立ち直り反応を評価することが重要である．

加えて，PD では寝返り動作や起立動作にも特異的な動作が認められる．体幹の回旋を伴わない丸太様の寝返り動作や体幹の前傾と重心の前方移動が少ない起立動作が見られることが多い．これらの動作は，起居動作や起立動作の障害につながるため，発症早期から，起居動作と起立動作の動作方法について観察的な評価を行うことが重要である．同様に，歩行についてもすくみ足，加速歩行，小刻み歩行，腕の振りの大きさ，などの歩容を観察的に評価することも重要である．

2．脊髄小脳変性症（SCD）における評価

SCD では，小脳性運動失調の評価が重要である．簡便かつ短時間で小脳性運動失調を評価することができるスケールとして，scale for the assessment and rating of ataxia（SARA）がある[3]．SARA は，① 歩行，② 立位，③ 座位，④ 言語障害，⑤ 指追い試験，⑥ 鼻指試験，⑦ 手の回内回外運動，⑧ 踵すね試験，の 8 項目で構成され，0～40 点の範囲で定量的に失調症状を評価することができる．SARA は日本語版の信頼性も確認されており[4]，基本的な小脳性運動失調の検査が全般的に含まれているので臨床的有用性が高いスケールである．

SCD に関しては，バランス障害に対して詳細に評価をしておくことも重要である．バランス障害の評価においては，立位保持などの静的バランスだけでなく，リーチ動作や方向転換といった動的バランスも含めた詳細な評価が重要である．バラ

ンス障害を詳細に評価し得るスケールとして，Berg balance scale（BBS）がある．足部の位置（支持基底面）を変えた複数の立位保持課題，上肢のリーチ動作，起立，移乗動作，方向転換，など全 14 項目のバランス評価を行い，0～56 点の範囲で定量的に評価することができ，一般的に41点以上を歩行自立の指標とすると考えられている[5]．ただし，BBS の評価項目のなかには移動能力に関する評価が含まれていないため，移動能力の評価として歩行速度や TUGT の測定も重要である．また，歩行速度の評価の際には，体幹の動揺や歩隔の広さなどの歩容に関しても観察的な評価をすることが重要である．

起居動作についても特異的な動作が認められることが多い．例えば，寝返りでは下肢でベッドを蹴って寝返りをしようとする動作，起き上がりの際には仰臥位の状態から下肢を挙上させて起き上がろうとする動作が見られることが多い．これらの動作は起居動作の制限につながることもあるため，寝返りや起き上がり動作の方法について観察的評価を行っておくことも重要である．

3．筋萎縮性側索硬化症（ALS）における評価

ALS の機能評価を行う疾患特異的なスケールとして，ALS 患者の日常活動における機能評価尺度改訂版（revised ALS functional rating scale；ALSFRS-R）[6][7]がある．ALSFRS-R は，球機能障害，書字や摂食動作などの上肢の巧緻運動，歩行や階段昇りなどの下肢の粗大運動，呼吸機能障害，に関して全12項目，0～48 点の範囲で評価する尺度である．ALSFRS-R は，ALS の症状による日常生活への制限を評価するものであり，日常生活活動（ADL）の評価に近いものである．したがって，ALSFRS-R には筋力の評価は含まれておらず，筋力の定量的な評価は別途必須となる．また，ALS における筋力低下の進行は一様ではないため，全身的に筋力を評価しておくことが必要となる．少なくとも，肩関節の屈筋群／伸筋群，肘関節の屈筋群／伸筋群，握力，股関節の屈筋群／伸筋群，膝関節の屈筋群／伸筋群，足関節の

底屈筋／背屈筋，について筋力を評価しておくと，四肢の近位から遠位にかけて全般的に評価を行うことができる．

歩行能力については，歩行速度の測定が有用である．なお，歩行時には歩容に対して観察的に評価を行い，筋力低下の影響を確認しておくことが重要である．例えば，下垂足の有無，首下がりの有無などを確認し，装具療法の必要性や歩行補助具の選定を検討していくための情報とする．

4．呼吸機能の評価

神経難病においては呼吸機能の評価が重要である．ALS に関しては，ALSFRS-R に呼吸機能障害の評価項目が含まれてはいるが，呼吸筋の筋力低下に対しては呼吸筋筋力を詳細に評価しておくべきである．また，PD や MSA においても呼吸筋の筋力低下を認める場合がある[8]．ALS とは筋力低下の原因は異なるが，咳嗽力の低下や呼吸苦などにつながる可能性がある．呼吸筋筋力の評価としては，努力性肺活量（FVC），最大吸気時口腔内圧（MIP），最大呼気時口腔内圧（MEP）が代表的である．また，咳嗽力の評価に関しては，最大咳嗽流速（CPF）が有用である．さらに，頸部や胸部の呼吸補助筋の伸張性低下が生じやすくなるため，頸部や胸郭の可動性の評価も重要である．

神経難病における理学療法の実際

1．パーキンソン病（PD）における理学療法

PD に対しては，薬物療法とともに発症早期から積極的に運動療法を行い，体力の維持・向上を図るように指導していくことが望ましい．身体活動を制限することでの廃用症候群を予防することが重要である．発症早期では，身体活動の制限による廃用症候群が生活機能を低下させる要因になり得るので注意が必要である．また，症状が進行すると，運動症状による動作障害や易転倒が生じてくる．例えば，すくみ足への対処方法の指導，起居動作や起立動作の指導，動的バランス練習，歩容の改善を図るための歩行練習を取り入れていくことが重要となる．運動症状による動作障害に

対しては，動作の大きさに着目した集中トレーニングである LSVT BIG® も有効とされている．運動療法だけではなく，歩行補助具の検討や家屋環境の評価と整備も重要である．できるかぎり安全に生活ができる環境を整えていくことで ADL の維持を図る．また，筋強剛による四肢・体幹の可動性低下も起こりやすいため，ストレッチを中心としたホームエクササイズの指導も重要である．

症状が進行し，歩行や ADL への介助が必要となってきた場合には，家族への介助方法の指導や介護保険などの社会資源の活用についても考慮しておかなければならない．座位保持が可能な車椅子やポジショニングを検討し，寝たきりにならないように支援を行うことも重要である．加えて，胸郭の可動性低下や呼吸筋筋力低下，咳嗽力の低下なども起こるため，呼吸理学療法の実施も重要である．

文献[9][10]も参考に Hoehn-Yahr の重症度分類に応じた理学療法の例について，運動療法，呼吸理学療法，理学療法における指導内容に関して，詳細を**表1**にまとめたのでご参照いただきたい．

2．脊髄小脳変性症（SCD）における理学療法

SCD では，病型により進行の速さが異なる点は注意が必要であるが，一般的には小脳性運動失調およびバランス障害に対する対応が重要であろう．ただし，発症早期については，PD と同様に，体力の維持・向上を図るよう運動や身体活動を促し，廃用症候群による機能障害を予防することが重要である．小脳性運動失調に対しては，四肢遠位部へのおもり負荷（上肢は 250～500 g 程度，下肢は 500～1,000 g 程度）や近位部への弾性包帯による固定を行い，歩行練習や各種動作練習を行うことが有効な場合がある．また，SARA の座位評価にて体幹動揺を認める場合には体幹失調への対処も重要である．例えば，膝立ち位や四つ這い位でのバランス練習を取り入れ，それぞれの姿勢保持中に体幹筋の収縮を促して姿勢の安定性を高めていく練習などがある．また，バランス練習では，姿勢を保持する静的課題だけでなく，リーチ動作

表 1. パーキンソン病における重症度別の理学療法の例

Hoehn-Yahr 重症度分類 ADL・IADL の自立度	理学療法の例
Stage Ⅰ: ADL, IADL ともに自立し, 就業・趣味活動も可能	**＜運動療法＞** ストレッチ, 有酸素運動(トレッドミルなど), 筋力増強運動, バランス練習 **＜指導内容＞** 体力の維持・向上を図るように指導. 身体活動や社会活動を制限せずに継続するように指導
Stage Ⅱ: ADL は自立しているが, 一部の IADL には支援が必要なことがある	**＜運動療法＞** ストレッチ, 有酸素運動(トレッドミルなど), 筋力増強運動, バランス練習, LSVT BIG®. すくみ足への対処方法の指導・練習(手がかり刺激の使用など). 起居・起立動作の練習を適宜実施 **＜呼吸理学療法＞** 呼吸機能評価, 頚部・胸郭のストレッチ **＜指導内容＞** 身体活動量の維持を図るように指導. ホームエクササイズの指導. 杖などの歩行補助具の検討
Stage Ⅲ: ADL は概ね自立しているものの, IADL には支援が必要	**＜運動療法＞** ストレッチ, 有酸素運動(トレッドミル, エルゴメーター), 筋力増強運動, 転倒予防のための動的バランス練習や歩行練習, LSVT BIG®. すくみ足への対処方法の指導・練習(手がかり刺激の使用など), 起居・起立動作の練習 **＜呼吸理学療法＞** 呼吸機能評価, 頚部・胸郭のストレッチ **＜指導内容＞** ADL と体力の維持を図るように指導. ホームエクササイズの指導. 転倒予防のため, 杖や歩行車などの歩行補助具や家屋環境の整備
Stage Ⅳ: 一部の ADL に介助が必要となる. 歩行についても監視や介助が必要となる	**＜運動療法＞** ストレッチ, 筋力維持運動, バランス・歩行練習, LSVT BIG®. 起居・起立・移乗動作の指導・練習 **＜呼吸理学療法＞** 呼吸機能評価, 頚部・胸郭のストレッチ, 咳嗽練習 **＜指導内容＞** ベッドや手すりの設置など, 移乗動作や移動動作が行いやすい家屋環境の整備. 歩行器や車椅子などの福祉機器の導入. 移乗・移動の際の介助方法について家族への指導. 介護保険サービスなどの社会資源の活用
Stage Ⅴ: ADL は全面的に介助が必要で, 寝たきりの状態	**＜運動療法＞** 関節可動域の維持(拘縮予防), 筋力維持運動 **＜呼吸理学療法＞** 頚部・胸郭のストレッチ, 咳嗽練習, 排痰 **＜指導内容＞** 臥位・座位姿勢におけるポジショニング. 介助方法について家族への指導. 介助を行いやすい家屋環境の整備や車椅子などの福祉機器の導入. 介護保険サービスなどの社会資源の活用

や方向転換などの動的課題も取り入れた内容を実施する. また, ストレッチやバランス練習(姿勢保持課題)などのホームエクササイズの指導も必要である. さらに歩行の不安定性が増し, 転倒リスクが高くなってくると, いざり動作での移動や四つ這い移動などの移動方法の練習も検討する必要がある.

症状が進行し, 歩行や ADL への介助が必要となってきた際には, 家族への介助方法の指導, 介護保険などの社会資源の活用, 福祉用具の検討や家屋環境の整備を行うことも重要である. 特に, SCD では移乗介助が困難なことも多く, トランスファーボードなどの移乗支援のための福祉用具は検討しておく必要がある. 車椅子やポジショニングを検討することで, 寝たきりとならないようにすることも重要である. 加えて, 頚部・胸郭のス

表 2. 脊髄小脳変性症における重症度別の理学療法の例

modified Rankin scale	理学療法の例
0～2：軽度の障害 徴候なし～発症以前の活動がすべては行えないが，自分の身の回りのことは介助なしで行える	<運動療法> 　有酸素運動，筋力増強運動，静的・動的バランス練習 <指導内容> 　体力の維持・向上を図るように指導．また，身体活動や社会活動を可能なかぎり制限せずに継続するように指導
3：中等度の障害 何かしらの介助を必要とするが，歩行は介助なしに行える	<運動療法> 　ストレッチ，有酸素運動，筋力増強運動，静的・動的バランス練習(立位，膝立ち位，四つ這い位　などの，様々な姿勢で実施)，歩行練習(四肢遠位部へのおもり負荷，近位部への弾性包帯による固定を適宜使用) <呼吸理学療法> 　呼吸機能評価，頚部・胸郭のストレッチ <指導内容> 　ADLと体力の維持を図るように指導．ホームエクササイズの指導．転倒予防のために杖や歩行車などの歩行補助具を検討．家屋環境の評価と整備
4：中等～重度の障害 歩行や身体的要求には介助が必要である	<運動療法> 　ストレッチ，筋力増強運動，静的・動的バランス練習，起居・起立・移乗動作練習．いざり動作や四つ這い移動などの移動動作の練習 <呼吸理学療法> 　呼吸機能評価，頚部・胸郭のストレッチ <指導内容> 　ADLの維持を図るように指導する．ベッドや手すりの設置など，移乗動作や移動動作が行いやすい家屋環境の整備．車椅子や移乗支援のための福祉機器の導入．移乗・移動の際の介助方法について家族への指導．介護保険サービスなどの社会資源の活用
5：重度の障害 寝たきり，失禁状態，常に介護と見守りを要する	<運動療法> 　関節可動域の維持(拘縮予防)，筋力維持運動 <呼吸理学療法> 　頚部・胸郭のストレッチ，咳嗽練習，排痰 <指導内容> 　臥位・座位姿勢におけるポジショニング．介助方法について家族への指導．介助者が介助を行いやすい環境整備や車椅子などの福祉機器の導入．介護保険サービスなどの社会資源の活用

トレッチ，咳嗽練習，排痰などの呼吸理学療法の実施も重要である．

　modified Rankin scaleによる重症度に応じた理学療法の例について，運動療法，呼吸理学療法，理学療法における指導内容に関して，詳細を**表2**にまとめたのでご参照いただきたい．

3．筋萎縮性側索硬化症における理学療法

　ALSにおける理学療法では，進行の速さ，over-work weakness，呼吸筋の筋力低下による呼吸不全に留意することが重要と言える．進行の速さに対しては，こまめに評価を行い，次にどのような理学療法を行う必要があるのかを意識し，進行状況に合わせて適宜適切な理学療法を実施できるように準備をしていく必要がある．骨格筋に対する過用によって生じるoverwork weaknessに注意

は必要であるが，発症早期で筋力低下が軽度であれば有酸素運動や中等度負荷までの筋力トレーニングが有効な場合もある(高負荷のトレーニングは避ける)．体力の維持を図るためにストレッチやADL動作を活用したホームエクササイズの指導も良いと考える[11]．筋力低下が進行してきた際には，装具や福祉用具の検討，家屋環境の整備，家族への介助指導，社会資源の活用を早めに検討していくことが必要である．また，筋力低下や筋緊張の亢進，拘縮などにより疼痛を生じやすくなるため，適切なポジショニングや車椅子の調整も極めて重要である．

　ALSへの呼吸理学療法としては，呼吸筋のストレッチ，呼吸筋トレーニング，肺容量リクルートメント・トレーニング(lung volume recruitment

表 3. 筋萎縮性側索硬化症における重症度別の理学療法の例

Sinaki らの重症度分類	理学療法の例
Stage Ⅰ： 就業可能. 軽度の筋力低下	<運動療法> ストレッチ, 有酸素運動(エルゴメーターなど), 筋力トレーニング(低～中等度負荷) <呼吸理学療法> 呼吸機能評価, 呼吸筋トレーニング <指導内容> 身体活動や社会活動は可能なかぎり継続するように指導. ホームエクササイズ指導も含めて体力維持を図る
Stage Ⅱ： ADL は自立. 軽～中等度の筋力低下	<運動療法> ストレッチ, 有酸素運動(エルゴメーターなど), 筋力トレーニング(低～中等度負荷) <呼吸理学療法> 呼吸機能評価, 呼吸筋トレーニング <指導内容> 身体活動や社会活動を可能なかぎり継続するように指導. ホームエクササイズ指導なども含めて体力の維持を図る. 筋力低下には装具(短下肢装具, 頚椎装具)の検討
Stage Ⅲ： 屋内歩行可能(屋外は車椅子移動). ADL には一部介助が必要. 中等度の筋力低下	<運動療法> ストレッチ, 筋力維持運動 <呼吸理学療法> 呼吸機能評価, 呼吸筋トレーニング, 頚部・胸郭のストレッチ, 肺容量リクルートメント・トレーニング <指導内容> 実行可能な ADL の維持を指導. 筋力低下には装具(短下肢装具, 頚椎装具)の検討. 歩行補助具や車椅子などの福祉機器の検討. 家屋環境の評価と整備. 介助方法について家族への指導. 介護保険サービスなどの社会資源の活用
Stage Ⅳ～Ⅴ： 歩行困難(移動は車椅子)～車椅子移乗介助. 中等～重度の筋力低下	<運動療法> ストレッチ, 筋力維持運動 <呼吸理学療法> 呼吸機能評価, 頚部・胸郭のストレッチ, 肺容量リクルートメント・トレーニング, 徒手的咳嗽補助(徒手的呼吸介助)による排痰 <指導内容> 車椅子の検討. 移乗・移動介助を行いやすい家屋環境の整備. 疼痛・拘縮予防のためのポジショニング. 起居・移動動作の介助方法について家族への指導. 介護保険サービスなどの社会資源の活用
Stage Ⅵ： 全般的に ADL は要介助. 臥床生活. 重度の筋力低下	<運動療法> ストレッチ(拘縮予防) <呼吸理学療法> 呼吸機能評価, 頚部・胸郭のストレッチ, 肺容量リクルートメント・トレーニング, 徒手的咳嗽補助(徒手的呼吸介助)による排痰 <指導内容> 福祉用具の検討. 家屋環境の整備. 疼痛・拘縮予防のためのポジショニング. 家族指導. 介護保険サービスなどの社会資源の活用

training), 徒手的咳嗽補助(徒手的呼吸介助)による排痰がある. 呼吸筋トレーニングについては, 呼吸筋の筋力低下が認められない段階であれば実施を検討しても良いと考えられる. ただし, 過負荷にならないよう定期的にモニタリングを行うことが不可欠である. 呼吸筋の筋力低下が生じ始めると, 頚部や胸部の呼吸補助筋に疲労が生じやすくなるため, 呼吸筋のストレッチや徒手的呼吸介助を行う. バックバルブマスクなどを使った肺容量リクルートメント・トレーニングも有用とされている. また, 咳嗽力低下により自力での排痰も困難となってくるため, 徒手的咳嗽補助も重要である.

Sinaki ら[12]による重症度に応じた理学療法の例について[10], 運動療法, 理学療法における指導内容, 呼吸理学療法に関して, 詳細を表3にまとめ

たのでご参照いただきたい．

神経難病における理学療法のエビデンス

　最後に，神経難病における理学療法について，現状のエビデンスを概説する．運動療法の有効性については，日本神経学会が監修している各疾患の診療ガイドラインにおいても示されている．しかし，理学療法の詳細な内容ごとに明確にエビデンスが検証されているわけではない．日本理学療法士協会では，公益財団法人日本医療機能評価機構 EBM 普及推進事業（Minds）の診療ガイドライン作成方法に準じて，現実に実施される可能性がある理学療法について，様々な疾患ごとにエビデンスを検証し，2021 年に理学療法ガイドラインとして発行している[13]．神経難病に関しては，PD，SCD，ALS に関して，クリニカル・クエスチョンを設定し，推奨度やエビデンスの強さを示している．詳細に関しては，文献13の理学療法ガイドライン第2版または一般社団法人日本理学療法学会連合HP〔https://www.jspt.or.jp/guideline/2nd/〕掲載の内容を参照されたい．全体の傾向として，神経難病の理学療法に関する無作為化比較対照試験（RCT）が少なく，推奨度やエビデンスの強さは弱いものとなっている．また，ALS では発症早期の筋力トレーニングや有酸素運動について，「推奨できない」とされているが，数は少ないものの有効性を報告するRCT も報告されている．今後，研究報告が増え，データが蓄積されれば，有効性が明らかになり推奨されるかもしれない．現状では，一部の理学療法において弱いエビデンスが示されているに過ぎないが，部分的にでも神経難病に対する理学療法に有効性が示された点については，特筆すべきことであろうと考える．今後，さらに研究が進み，理学療法のエビデンスが構築されていくことで，神経難病におけるケアの選択肢の1つとして確立されていくことが期待される．

文　献

1) Goetz CG, et al：Movement Disorder Society-sponsored revision of the Unified Parkinson's Disease Rating Scale（MDS-UPDRS）：Scale presentation and clinimetric testing results. *Mov Disord*, **23**：2129-2170, 2008.
　Summary　MDS-UPDRS の評価表の信頼性と妥当性を検証した論文．MDS-UPDRS の原典（英語）の全文も掲載されている．

2) International Parkinson and Movement Disorder Society®. MDS-Unified Parkinson's Disease Rating Scale（MDS-UPDRS）.
　〔https://www.movementdisorders.org/MDS-Files1/Education/Rating-Scales/MDS-UPDRS_Japanese_Official_Translation_FINAL.pdf.〕（2023.8.25 閲覧）
　Summary　MDS-UPDRS の日本語版を掲載した Movement Disorder Society の WEB サイト.

3) Schmitz-Hübsch, et al：Scale for the assessment and rating of ataxia. Development of a new clinical scale. *Neurology*, **66**：1717-1720, 2006.
　Summary　SARA の評価表の信頼性と妥当性を検証した論文．SARA の原典（英語）の全文も掲載されている.

4) 佐藤和則ほか：新しい小脳性運動失調の重症度評価スケール Scale for the Assessment and Rating of Ataxia（SARA）日本語版の信頼性に関する検討．*Brain Nerve*, **61**（5）：591-595，2009.
　Summary　SARA の日本語版の信頼性を検証した論文．日本語版の全文も掲載.

5) Berg K, et al：Measuring balance in the elderly：preliminary development of an instrument. *Physiotherapy Can*, **41**（6）：304-311, 1989.
　Summary　BBS の評価表の信頼性と妥当性を検証した論文.

6) Cedarbaum JM, et al：The ALSFRS-R：a revised ALS functional rating scale that incorporates assessments of respiratory function. *J Neurol Sci*, **169**：13-21, 1999.
　Summary　ALSFRS-R の評価表の信頼性と妥当性を検証した論文．ALSFRS-R の原典（英語）の全文も掲載されている.

7) 大橋靖雄ほか：筋萎縮性側索硬化症（ALS）患者の日常活動における機能評価尺度日本版改訂 ALS Functional Rating Scale の検討．脳神経，**53**（4）：346-355，2001.
　Summary　ALSFRS-R の日本語版の信頼性と妥

当性を検証した論文. 日本語版の全文も掲載.

8）Wang Y, et al：Abnormal pulmonary function and respiratory muscle strength findings in Chinese patients with Parkinson's disease and multiple system atrophy-comparison with normal elderly. *PLoS ONE*, **9**（12）：e116123, 2014.
　Summary　PD および MSA における呼吸機能低下に関する調査論文.

9）Morris ME：Locomotor training in people with Parkinson disease. *Phys Ther*, **86**：1426-1435, 2006.
　Summary　PD 患者に対する重症度に応じた理学療法の内容を解説した論文.

10）上出直人：6章　代表的な疾患・障害における日常生活活動. 【9】神経筋疾患. 臼田　滋編, Crosslink　理学療法学テキスト日常生活活動学, pp324-339, メジカルビュー社, 2020.
　Summary　PD, SCD, ALS における ADL 指導の

具体的内容について解説した書籍.

11）Kitano K, et al：Effectiveness of home-based exercises without supervision by physical therapists for patients With early-stage amyotrophic lateral sclerosis：a pilot study. *Arch Phys Med Rehabil*, **99**（10）：2114-2117, 2018.
　Summary　発症早期の軽症 ALS 患者に対するホームエクササイズの有効性についての論文.

12）Sinaki M, Mulder DW：Rehabilitation techniques for patients with amyotrophic lateral sclerosis. *Muyo Clin Proc*, **53**（3）：173-178, 1978.
　Summary　ALS 患者に対する重症度に応じた理学療法の内容を解説した論文.

13）第3章神経難病理学療法ガイドライン. 日本理学療法士協会監, 日本理学療法学会連合編, 理学療法ガイドライン第2版, 131-217, 医学書院, 2021.
　Summary　PD, SCD, ALS における理学療法のエビデンスを示す資料.

病院と在宅をつなぐ

脳神経内科の 摂食嚥下障害
—病態理解と専門職の視点—

好評書籍

編著 **野﨑 園子**

関西労災病院 神経内科・リハビリテーション科 部長

2018 年 10 月発行　B5 判　156 頁
定価 4,950 円（本体 4,500 円＋税）

「**疾患ごとのわかりやすい病態解説＋13 の専門職の視点からの解説**」
在宅医療における脳神経内科の患者の摂食嚥下障害への介入が丸わかり！さらに、Q&A
形式でより具体的な介入のコツとワザを解説しました。在宅医療に携わるすべての方に
お役立ていただける一冊です！

Contents

全日本病院出版会
〒113-0033 東京都文京区本郷 3-16-4　Tel：03-5689-5989
www.zenniti.com　　　　　　　　　　　　　Fax：03-5689-8030

MB Med Reha **No.299**：41-48, 2024

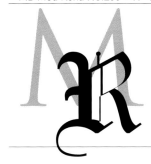

特集／リハビリテーションチームで支える神経難病診療

神経難病の作業療法の実際

田中勇次郎[*1]　西森太郎[*2]

Abstract　都立神経病院の神経難病入院患者への作業療法提供は，発症期（初期），進行期，慢性期と様々であり，疾患に対応した作業活動だけでなく，病期に合わせたプログラムを提供している．発症期は身体機能改善を目的とした作業活動の提供と進行性疾患では予後を見据えた代替手段も紹介した．進行期では，様々な機器操作の継続のための福祉用具の導入やコミュニケーション機器のアクセシビリティ設定に関する知識・技術の取得の必要性を説いた．事例では，Eye MoT を利用して視線入力装置の操作を経験した SMA 患児の e ボッチャ体験を紹介した．在宅神経難病患者への作業療法に関しては，都内保健所の難病患者に関わる事業の訪問相談指導で対応した事例と，訪問 OT を支援した ALS の事例を紹介した．課題として，デジタル技術を応用したコミュニケーション機器に精通した OT の少なさを伝え，人材育成のための東京都作業療法士会の取り組みと，デジタルアクセシビリティアドバイザー認定試験の情報を述べた．

Key words　神経難病（intractable neurological diseases），作業療法（occupational therapy），コミュニケーション機器（communication equipment）

はじめに

　神経難病は長期慢性の経過をたどるため，作業療法の提供は外来，入院，在宅，生活支援施設などの様々な場面になる．また，年齢層も乳幼児から高齢者までと幅広く，支援内容も遊び，学習，就労，家事，育児など，患者のライフステージに応じて多様になる．加えて，疾病の進行や高齢化による障害の重度化に応じた取り組みを作業療法士（以下，OT）は実施する必要がある．具体的には，患者の生活行為[1]遂行継続や向上を支援するための自助具の製作，福祉用具の適合，住環境整備などになるが，患者各々が動機付けられることを探り，その実現に向けてコミュニケーション機器の活用などを通し，QOL の拡大を図ることが最も重要な役割になる．

　ここでは，神経難病専門病院である都立神経病院の入院患者への作業療法について事例を含めて紹介し，在宅患者への作業療法は，一般社団法人東京都作業療法士会（以下，都士会）が受託している都内保健所の事業で実施した内容と，筋萎縮性側索硬化症（以下，ALS）患者を担当する訪問 OT（都士会会員）を支援した事例について，課題も含めて述べることにする．

都立神経病院での実践

　都立神経病院ではパーキンソン病をはじめ，多系統萎縮症（以下，MSA），ALS などの神経難

[*1] Yujiro TANAKA，〒160-0022 東京都新宿区新宿 5-4-1 新宿 Q フラットビル 501　一般社団法人東京都作業療法士会，会長
[*2] Taro NISHIMORI，独立行政法人東京都立病院機構東京都立神経病院リハビリテーション科，作業療法士

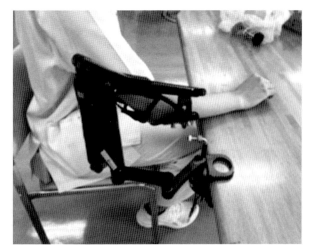

図 1. アームサポート MOMO

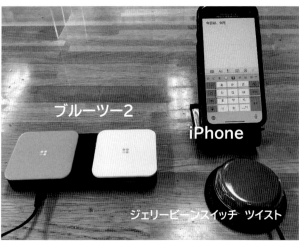

ブルーツー2
iPhone
ジェリービーンスイッチ ツイスト

図 2. 1個の操作スイッチだけでiPhoneを利用できるように，IOSアクセシビリティにあるスイッチコントロールを設定し，活用できるようにした導入した機器の例

病入院患者に作業療法を実施している．入院に至る理由も，診断確定目的の発症期（初期），進行期，慢性期の薬剤調整など様々であり，多種多様な疾患に対応した作業活動だけでなく，病期に合わせたプログラムを提供している．

1. 発症期

この時期は，身体機能の底上げを目的に作業療法を提供する．しかし，進行性疾患が多い神経難病では，機能改善がどの程度まで可能かを評価しつつ，環境調整や，福祉用具を用いてその方の身体機能を補完する必要が生じる．その環境調整にOTは関わることが多い．

例えばALS患者には，上肢機能改善プログラムやADL練習を中心に実施する．また，この時期に予後を見据えた機器や，透明文字盤などのコミュニケーションの代替手段も合わせて紹介する．比較的早期に代替手段を紹介することは，それが必要になった時に自ら選択できることにつながるからである．しかし，このような情報提供は時に患者にとって不安を掻き立てることにもなる．そのため，情報提供する際はしっかりとしたラポールを形成し，患者にとってそれがいかに重要になるかをOTは十分に理解する必要がある．

2. 進行期

この時期になると，実際にやりにくくなった動作が増えてくる．例えばALSなどは，筋力低下により上肢を持ち上げづらくなり机上動作に困難さを感じる時は，上肢運動を補助する機器を紹介し，その適合評価を実施する（図1）．また，携帯電話の操作が困難になった患者には，マウスなどのポインティングデバイスでの操作に切り替えたり，OSのアクセシビリティ機能を活用して操作スイッチによる操作方式に切り替えたりする方法を指導する（図2）．OTは，これらの機能を熟知することに加え，どのような姿勢でどのようなポインティングデバイスや操作スイッチが適切なのかを評価できる必要がある．

これら機器操作は昨今重要性を増している．そもそも人間は，自分の身体を通し，何かを操作しながら生きている．現代ではこのことが強くなり，生活するうえで何かを操作できることが必要になっている．例えば，電気をつけるためにスイッチを操作する．携帯電話も同様である．神経難病患者は，この何かを操作する機能，生活するうえで必要なこの機能が徐々に低下していく疾患だと筆者西森は考える．この機能障害は進行期に

増大しADLが低下していくのだが，この時期に
OTは，予後を予測しながら患者の現状の身体機
能でいかに楽に，思った通りに物を操作でき，進
行後もその操作が継続できるように援助方法を変
えながら支援していくかが重要と考えている．機
器の操作は生活上必要不可欠なことであり，この
能力を維持することでゲームをしたり，スポーツ
をしたり，遊びにも派生させることができる．

視線入力装置を活用できたSMA事例

　当院小児神経科の脊髄性筋萎縮症（以下，SMA）
Ⅰ型，11歳女児に対して，操作スイッチの選定，
ゲームへの展開に関わった事例である．

1．視線入力装置適応評価

　初回介入時，重度障害者用意思伝達支援装置を
所有していたがうまく使用できていない状況で
あった．家族には視線入力装置を利用して文字入
力ができるようになって欲しいとの希望が強く
あったが，心理検査の結果では文字理解が難しい
との判断だった．

　そこで，視線入力装置を利用し，能動的にゲー
ムが行えないかの評価を行った．使用したアプリ
ケーションは「Eye MoT[2]」で，視線を任意の場所
に留め置くことで花火が上がるというゲームを通
し，本人がどの程度理解でき楽しめるかを評価し
た．その結果，目的の場所に自ら視線を留め置く
ことができており，自身で能動的に遊んでいる様
子が観察された．

2．視線入力装置を活用したスポーツ

　視線入力装置を活用できることがわかり，家族
も新たに希望を持たれSMAの家族会が企画して
いる「eボッチャ[3]」体験に出かけることを筆者西
森に話してくれた（図3）．ゲームを通して得た経
験が，新たな体験へと派生した．

　現在東京都では障害者スポーツ領域に，eス
ポーツを取り入れる動きがある．障害が重く，動
きが制限される方でも，身体を動かして楽しみた
いという希望はある．そのような状態の方でも，
入力装置の工夫や環境調整によってスポーツを楽

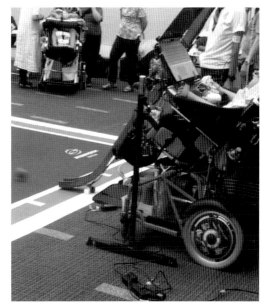

図3．eボッチャで，視線入力装置と操作ス
イッチを利用してランプからボールを転
がすSMA患児

しむことができる．その支援の1つとして，機器
操作に対するOTの介入は重要なテーマになるだ
ろう．操作スイッチや機器の導入はゴールでな
く，目的となる楽しみや活動・参加の拡大である．
OTは神経難病患者の機能評価をもとに機器の適
合を行い，目的となる活動につなげ，そこに本人
の楽しみや参加があるかを考慮しながら支援を実
施することだと筆者西森は考える．

都内保健所の在宅難病患者に関わる事業

　この事業は，医療面，生活面などに様々な不安
や悩みを抱えている在宅難病患者およびその家族
に対し，保健師などによる相談・指導を行い，患
者・家族の療養環境の整備・改善を図ることを目
的とする．

1．対象者

① 医療処置を要する患者

　ⓐ ALS，プリオン病

　ⓑ 上記ⓐ以外の疾病により，人工呼吸器，気
　　管切開および吸引を持続的に必要とするも
　　の

② 専門的調整を必要とする患者

　進行性筋ジストロフィー，MSA，SMA，脊髄

表 1. 都内保健所の在宅難病患者に関わる事業の OT 訪問相談指導実施実績(2022 年度〜2023 年度 8 月まで)

No.	診断名	年代	性別	
1	MSA	60代	男	**介護度・現症など**:右上下肢のこわばりあり,歩行のふらつき,方向転換時のふらつきによって,外出先での転倒を繰り返す.就労中でPC操作が必須だが,利き手の右手がこわばり,マウスやキーボード操作のしづらさがある.本人の思い通りに動かすことができず誤操作が増え,作業に時間を要する. **相談内容**:【マウス操作,キーボード操作方法について】 PC利用時のマウス操作やキーボード打鍵に使いづらさが生じてきた.この改善方法を知りたい. **対 応**:マウス操作は,ドラッグ時に左手でクリックボタンを押し右手でマウスを動かしていた.大きな枠を作る時などにうまくできない様子が見られた.キーボード操作は隣接するキーに触れることなく個々の指で打鍵できていた.現状のやり方で良いと思われた.誤操作が増えるようであれば,マウスはトラックボールに変更し,キーボードはOSにあるアクセシビリティの選定で対応することを提案した. **同席者**:家族 **訪問リハビリテーション**:PT[注1]
2	MSA	70代	女	**介護度・現症など**:要介護5.車椅子介助移動,食事全介助(飲み込みづらさあり),単語で会話(息苦しさ出現) 舌の萎縮が進み,会話しづらく聞き取り難い.スマートフォンはなんとか使用可能. **相談内容**:【コミュニケーション機器の提案】 本人と家族・支援者などとの対話の実現.会話以外の意思伝達手段を知りたい. **対 応**:身体障害者日常生活用具の携帯用会話補助装置である「ペチャラ」やトーキングエイド for iPadなどがあることをSTに伝えた. また,本人所有のAndroidスマホでも利用できるアプリとして,「こえとら」,「かなトーク」なども紹介した.これらの活用には介助も必要であることを伝えた. **同席者**:家族,訪問ST[注2],PT **訪問リハビリテーション**:ST,PT
3	ALS	80代	女	**介護度・現症など**:要介護2.胃ろう造設,自分で注入し,管理している.現在は筆談とスマートフォンによるタッチパネルでの意思伝達.体調により筆談はできない場合も,スマートフォンによる文字入力は可能.趣味は俳句・短歌作り.施設入所の予定あり. **相談内容**:【コミュニケーション機器選定について】 今後,意思伝達ができなくなったことを考え,事前にどのような方法があるのかを知りたい. **対 応**:筆談用具としてはブギーボードを紹介した. 今後の意思伝達手段に関しては,業者に重度障害者用意思伝達装置のいくつかの種類を持参してもらい,実際に試せる機会を作ることを家族と訪問STに伝えた.業者には「伝の心」が使いやすいと思うことを伝えた. **同席者**:家族,訪問ST **訪問リハビリテーション**:ST,PT
4	ALS	40代	男	**介護度・現症など**:要介護5.単身.以前はMac PCを利用しメールなどのやり取りをしていたが,PCの開閉ができなくなりiPadに替えた. マンションのオートロックや玄関ドアの解錠は,Switch BotをAppleウォッチで操作して実施しているが,手指の動きが低下しやりづらい状況になっている.足指の動きの低下や眼球運動の際の痛みが発生なども起こりやすい状態になっている. **相談内容**:【コミュニケーション機器類の選定について】 視線入力でiPadを利用できる方法や製品があるのか,どの部位でiPad操作をすることが良いのか,これらのことを知りたい. **対 応**:iPadの視線入力をする方法についての質問への回答. iPadを視線入力で作動させる装置は,研究用として眼鏡タイプのものがあるが,一般製品として販売されてはいない.入手できるものはTDパイロットになる.このデモ機の試用を業者に連絡し設定した. **同席者**:訪問Ns[注3] **訪問リハビリテーション**:PT

注1)PT:理学療法士,注2)ST:言語聴覚士,注3)Ns:看護師

小脳変性症,パーキンソン病関連疾患など,呼吸障害や嚥下障害が予測されるなど,専門的調整を必要とする者

③ 上記 ①,② に該当しない難病患者で保健所長が必要と認める者

としている.この実施事業の中の在宅療養相談指導にOTの訪問相談指導が定められている.

2.都士会受託 OT 訪問相談指導実績

筆者田中は,このOT訪問相談指導を2018年から個人的に受けていたが,都士会活動の一環とし

表 1 のつづき．都内保健所の在宅難病患者に関わる事業の OT 訪問相談指導実施実績（2022 年度〜2023 年度 8 月まで）

No.	診断名	年代	性別	
5	ALS	50代	女	**介護度・現症など**：要介護 3．夫と 2 人暮らし． 症状進行で摂食動作の負担が増大している． 現在会話は可能であるが，今後の症状進行に備えて，コミュニケーション機器の利用を考えている． **相談内容**：【摂食動作の改善方法の助言】 訪問 PT が PSB と MOMO を試用したがうまく利用できなかった． 【今後のコミュニケーション機器導入について】 **対　応**：摂食に関することは，肘をテーブルについて摂食動作をしやすくする工夫，そのためテーブルに取り付けられる肘置き（ジャンボレスト）を利用する．テーブルそのものを移動できて，テーブルの高さも変更できるベッドテーブルなどを利用するなどの助言した．また，食事支援ロボットが効果的だった事例を紹介し，試用のために福祉用具取り扱い業者に依頼するよう提案した． コミュニケーション機器に関しては，トビーアイトラッカーを購入されていたので，それを試すための Windows 11PC の入手に関する情報提供を行った． **同席者**：訪問 PT，訪問 Ns **訪問リハビリテーション**：PT(2021 年度までは OT)
6	ALS	40代	男	**介護度・現症など**：No. 5 と同様の事例． コミュニケーション機器を足で操作するため設置したツール類が，椅子から立ち上がりトイレまでの歩行する時の妨げになってしまっている． **相談内容**：【コミュニケーション機器活用のための環境調整】 現状の訪問リハビリテーション担当者では対応できず，コミュニケーション機器を活用できずにいる． **対　応**：テーブルの左右の脚をつないでいる横板の上に足で操作するポインティングデバイスを載せて固定し，テーブルを動かした時に連動して動けるように設置することで，本人が椅子から立ち上がり移動する際に，ポインティングデバイスが邪魔にならないようにする． **同席者**：訪問 PT，訪問 Ns **訪問リハビリテーション**：PT，ST
7	ALS	60代	女	**介護度・現症など**：要介護 5．人工呼吸器装着，胃ろう造設． 自己吸引可，ベッドからポータブル便器へ移乗可，スプーンでの自力摂食少量可． **相談内容**：【コミュニケーション機器導入の提案，ほか】 対面での会話はブギーボードを使用しているが，右手に力が入りにくくなっている． 意思伝達装置について具体的に説明を聞きたい． **対　応**：現状利用しているブギーボードを継続して利用することが最善の方法と思われた．スタイラスペンが保持しにくければペンクリップを取り付けスタイラスペンの柄を太くするよう助言した． 自己吸引時に吸引チューブを保持している側の肘をついて作業できるようなクッションなどをベッド上におくと安楽になることを伝えた． 意思伝達装置のオートスキャン方式での文字入力に関して説明した． **同席者**：家族，訪問 Ns **訪問リハビリテーション**：PT
8	ALS	50代	男	**介護度・現症など**：要介護 5．ベッド上臥位で右足を使てトラックボールを操作し，PC を活用したリモートで仕事を継続している．クリックボタンは，左手の第 2，3，4 指でマウスのクリックボタンを利用している． **相談内容**：【コミュニケーション機器の変更について】 クリックボタンを左手の 3 指で操作しているが，不都合が生じことが増えている． **対　応**：後日，担当保健師にメールで対象者が利用できそうな操作スイッチと今後必要になりそうな障害者仕様のポインティングデバイス情報を提供した． **同席者**：家族，訪問介護士 **訪問リハビリテーション**：PT

注 1) PT：理学療法士，注 2) ST：言語聴覚士，注 3) Ns：看護師

て実施するために 2022 年度から都士会が受託することにした．2022 年度〜2023 年度 8 月までの実績は 8 件で，そのすべてがコミュニケーション機器関連のことであった（**表 1**）．訪問先のリハビリテーション専門職の関わりは，実施できた患者全員が PT であり，そのうち 3 名は ST も関わっていたが OT は皆無であった．この中で助言したことや提案した内容のいくつかを画像で紹介する．

　No. 2：70 代 MSA 女性のスマホアプリ「こえとら」であるが，これは国立研究開発法人情報通信

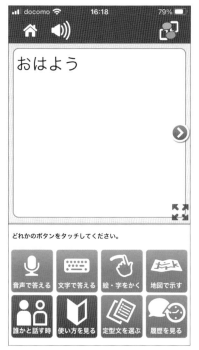

図 4. 「こえとら」の会話画面に
「おはよう」と文字を打ち込
み発声準備をした場面

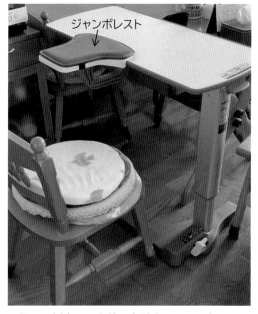

図 5. 摂食用具を持つ左肘をつけるように，
ベッドテーブルにジャンボレストを取り
付けた場面

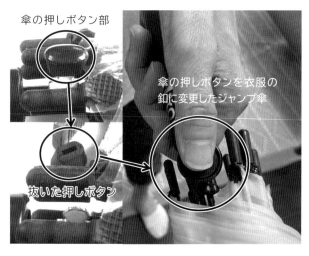

図 6.
筋力低下をきたした左母指でも傘が開け
るように，押しボタンのキャップをペンチ
で抜いて，このキャップに大きめの衣服の
ボタンを木ねじとエポキシ系接着剤で固
定して，それを元の押しボタンの位置に差
し込んだ．押しボタン部を大きくしたこと
で，弱い力でも傘が開けられることを，担
当の訪問 OT に伝えるように保健師に依頼
した．

研究機構（NICT）が聴覚障がい者と健聴者とのス
ムーズなコミュニケーションを支援するために開
発した無料アプリであり，発声も聞き取りやすい
（**図 4**）．

No. 5：50 代 ALS 女性の食事テーブルに関して
助言したことを訪問 PT が実施し，その画像を受
け取った（**図 5**）．この患者への対応は，この事業
を個人的に受けていた時からの関わりで，都土会
ネットワークを利用して訪問 OT 導入に協力し
た．不慣れな ALS 患者への対応を会員育成の観
点から支援した．その例として，ジャンプ傘のボ
タンの改造方法を紹介する（**図 6**）．

No. 7：60 代 ALS 女性には，利用しているブ
ギーボードのスタイラスペンを持ちやすくするた
めの工夫として，ペンの柄の部分を太くする助言
をしたが，これは No. 3．80 代 ALS 女性も同様で

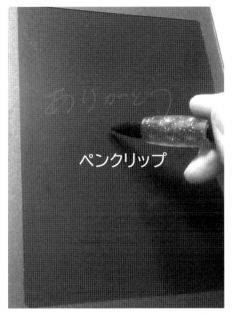

図 7. ブギーボードとペンクリップを
取り付けたスタイラスペン

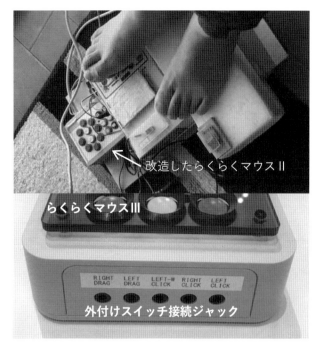

図 8. ALS 患者が左右の足で PC を利用できるように,
押しボタン型らくらくマウス II を前後左右のカーソ
ル移動はジョイスティックコントローラー,左右の
クリックは操作スイッチで作動できるように,本体
側面に外付けスイッチ接続ジャックを取り付けた.
現在販売されているらくらくマウス III には,外付け
スイッチで左右のクリックやドラッグ&ドロップが
できるように,接続ジャックを取り付けている.

あり,手指や手関節部の筋力低下が生じてペンを
保持し難くなった場合,柄を太くして握りやすく
することが一般的な対応方法であり,柄を太くす
る用具としてペンクリップがある(図 7).

No. 8：50 代 ALS 男性にて活用が見込まれる障
害者仕様のポインティングデバイスとして「らく
らくマウス III」がある(図 8).

洗浄乾燥便座導入を希望する ALS の担当訪問 OT を支援した事例

都士会員である訪問 OT への支援例である.
ALS 患者は歩行可能も両上肢全廃状態で,排泄の
後始末を息子や介護者に依頼することに羞恥心を
感じ,クラウドファンディングで製品開発を考え
ているトイレットペーパーで拭く必要のない洗浄
乾燥便座「xtrm(エクストリーム)[4]」を知り,この
導入を希望していた.筆者田中が患者の要望を開
発業者に伝え,日本仕様製品完成前であったが試
用評価の機会を設定し,訪問 OT の同席のもと患
者宅で実施した.ALS 患者にとって洗浄と乾燥は
満足できる結果であった(図 9).

神経難病患者への作業療法実施の課題

神経病院入院患者も OT 訪問相談指導対象者

も,コミュニケーション機器の継続利用や導入の
要望が多い.筆者田中は,人工呼吸器を装着され
て常時臥床状態の ALS 患者から視線入力装置を
利用して麻雀ゲームをする方法を聞かれたことが
ある.普段は介護士に介助されながらネットを介
して麻雀を行っていた.在宅神経難病患者の作業
療法もネットゲームや e スポーツと言われる活動
を取り入れることが要求される可能性がある.し
かし,このような要望に対応できる OT の少なさ
が課題である.

おわりに

都内に勤務する OT 数は,人口 10 万に対して
27.5 人と全国で 1 番少なく,このことに加え,訪
問に従事する OT は全国で 4%に満たない数であ
る[5].この要因の 1 つには訪問看護ステーション
のリハビリテーション職配置基準の制度的なこと

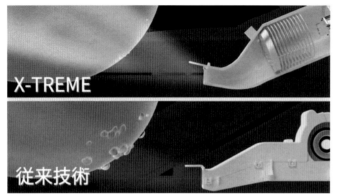

新構造の高速乾燥でしっかり乾かす

従来も便座に「ドライ（乾燥）」機能はありましたが、お尻を乾かすのに時間がかかることから、多くのユーザーが乾燥機能を使わなくなっている実態がありました。

エクストリームでは温風構造から見直し、**最短30秒の高速乾燥**を実現する特許技術を開発しました。

X-TREME

従来技術

便座に座ると、思っている以上にお尻の形状は変わります。

図 9.
洗浄乾燥便座「エクストリーム」の
洗浄・乾燥機能

（文献 4 より引用）

もあると考える．絶対数が増えない中で，上記の課題に対応できる人材育成は都士会としても力を入れる必要がある．デジタル技術を応用したコミュニケーション機器の適合で相談したいことがある都士会会員は，都士会事務局まで連絡して欲しい．

また，ICT 機器利活用をサポートするために必要な，障害の理解，技術の理解，アクセシビリティの理解などの基礎的な知識や生活場面の適合技術などの応用的な知識・技術の習得には，デジタルアクセシビリティアドバイザー（DAA）認定試験[6]の教材なども活用できるだろう．自己研鑽を期待したい．

文　献

1) 日本作業療法士協会ホームページ：生活行為向上マネジメントとは
〔https://www.jaot.or.jp/ot_support/mtdlp/〕
Summary 人が生きていくうえで営まれる生活全般（食事，入浴，排泄，着替え，仕事，家事，趣味活動など）の行為を生活行為と呼ぶ．

2) EyeMoT（Eye Movement Training）紹介動画
〔https://www.youtube.com/watch?v=e3uCRvd6UKc〕
Summary 島根大学総合理工学研究科伊藤史人研究室で開発された Windows PC 用視線入力練習アプリ【EyeMoT Sensory 20210526 版】の紹介．

3) eBOCCIA 紹介動画
〔https://www.youtube.com/watch?v=DlNcmd2Cq7E〕
Summary 現地でもオンラインでも，スイッチや視線入力でアプリを操作してボッチャランプを駆動する場面などを簡単に紹介．

4) xtrm（エクストリーム）紹介動画
〔https://www.makuake.com/project/waterx/〕
Summary 株式会社 Water X Technologies の温水洗浄と温風乾燥便座 xtrm（エクストリーム）の「尻を拭く」ことを必要としない洗浄・乾燥に関する構造・機能の説明．

5) 日本作業療法士協会白書委員会：就業状況から見る作業療法．作業療法白書 2021，pp27-35，2023．

6) デジタルアクセシビリティアドバイザー認定試験
〔https://daa.ne.jp/exam〕
Summary 認定試験の概要，受験資格・受験方法，受験料，認定証に関する説明と，デジタル庁が普及を進める「デジタル推進委員」の紹介．

MB Med Reha **No.299**：49-55, 2024

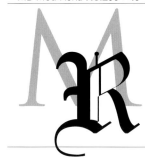

特集／リハビリテーションチームで支える神経難病診療

神経難病の言語聴覚療法の実際

秦　若菜*1　市川　勝*2

Abstract　言語聴覚士(ST)は構音障害・摂食・嚥下障害に加えて，認知機能や言語機能の評価・支援を行う．各症状が顕在化していない場合でも徐々に能力低下が進行する可能性があるため，継続的な観察・評価を行い，各能力が低下してきたタイミングを見逃さず早期に介入する．特に摂食・嚥下障害は窒息や誤嚥性肺炎，栄養障害のリスクとなり，予後に大きく関わる．口腔器官，嚥下機能の評価に加えて呼吸・発声・構音の評価を行い，発声障害や構音障害，摂食・嚥下障害を総合的に捉える必要がある．
　摂食・嚥下障害に対しては，第1に食形態や食事方法の調整を行い，食生活の安全性向上に努める．症状の進行に不安を抱く対象者の気持ちに寄り添いながら食形態の変更を行う．さらに，喉頭・口腔器官の機能改善，機能維持訓練を行いながら継続的に支援する．
　コミュニケーションの支援にあたっては発声・構音機能のみならず，認知・言語機能の評価を行い，適切なコミュニケーション方法を選択する．

Key words　言語聴覚療法(speech-language-hearing therapy；ST)，運動障害性構音障害(dysarthria)，摂食・嚥下障害(dysphagia)，高次脳機能障害(cognitive dysfunction/higher brain dysfunction)

言語聴覚士(ST)の現状

　言語聴覚士(speech-language-hearing therapist；ST)は1997年に国家資格として制定された．2023年には25回目の国家試験が実施され，のべ3万9千人あまりの有資格者が誕生している．理学療法士や作業療法士に比して，その歴史は浅い．現在，言語聴覚士養成所は約80課程に及び，STの数は増加傾向にあるものの，医療・介護の現場で充足しているとは言い難い．

言語聴覚士(ST)の役割

　神経難病の呈する症状は多岐にわたるが，構音障害や摂食・嚥下障害は頻出する症状の1つである．また，非運動症状とりわけ，認知機能や言語機能の症状に焦点が当てられるようになって久しい．STは上述した個々の障害への評価・支援を行うとともに，構音障害や認知機能・言語機能の症状に合わせたコミュニケーション全般への支援を行う．
　STの神経難病患者への関わりは，診断(告知)間もないころから進行期まで様々な時期にわた

*1　Wakana HATA，〒252-0373　神奈川県相模原市南区北里1-15-1　北里大学医療衛生学部リハビリテーション学科言語聴覚療法学専攻，講師
*2　Masaru ICHIKAWA，同，講師

表 1. 日本語の主な語音とその生成に関連する
運動器官

音	関連する運動器官
ま，ば，ぱ 行	口唇
た，だ，さ，ざ，な，ら 行	舌尖・前舌
か，が 行	奥舌

る．神経難病の特徴は緩やかに各症状が顕在化
し，徐々に能力低下が進行する点であるから，構
音・摂食・嚥下・認知機能の各能力が低下してき
たタイミングを見逃さないようにすることが肝要
である．特に，摂食・嚥下障害は窒息や誤嚥性肺
炎，栄養障害のリスクとなり，予後に大きく関わるた
め，ST の対応の中でも主要になることが多い．
ST は安全な食生活を支援しながら，食の楽しみ
をできるだけ長く味わっていただくべく最善の努
力を図る必要があろう．また，構音機能の低下に
起因する発話の明瞭度低下や音声の喪失は，他者
とのコミュニケーションが取りづらくなるストレ
スや不安を抱える．患者の心理状況を把握しなが
ら常に寄り添い，そして，予後予測を含めた対応
を行う必要がある．

構音障害・摂食・嚥下障害の評価，支援

1．構音障害・摂食・嚥下障害の症状

構音障害，摂食・嚥下障害は球麻痺症状の進行
や口腔周辺の随意的運動能力の低下，振戦などを
要因とする．構音に歪みが生じたり，音の省略が
起こったりするため，発話が不明瞭になる．摂食・
嚥下の側面では，捕食困難や咀嚼困難などの口腔
期の問題や，嚥下反射の遅延・喪失や喉頭の挙上
範囲低下などの咽頭期の問題が生じる．

2．構音機能・摂食・嚥下機能の評価

1）ことばの音（呼吸・発声・構音・プロソディ）

呼気は声のエネルギー源であるから，呼吸機能
の低下は声量の低下や話しにくさに関連する．嚥
下時は声門閉鎖を伴う必要があることから，呼吸
機能の低下に伴い食事時の易疲労を呈することが

あり，これは食事量の低下につながる．また，喀
出能力が低くなれば，誤嚥性肺炎のリスクが高く
なる．

発声能力は，声の4要素（大きさ・高さ・持続・
声質）を評価する．声門閉鎖能力の低下により，声
量低下や気息性嗄声（有響成分が少ないかすれた
声）を生じる．

構音・プロソディは発話の側面を評価してい
る．軟口蓋の挙上力が低下すると，発話時に呼気
が鼻腔へと流れ，語音が鼻音化する．表1に示し
たように，各語音はその音を生成するために用い
ている構音器官が異なるため，語音の評価によっ
て対応する運動機能の状態を間接的に知ることが
できる．プロソディとはイントネーションや発話
速度，リズムなどの要素を含む．パーキンソン病
（PD）では，発話速度が速いあるいは徐々に速く
なる様子が観察されることがある．脊髄小脳変性
症（SCD）のような小脳症状を伴う疾患では声の
大きさや発話速度の変動，音・音節の持続時間が
不規則にくずれるようなリズムの障害が観察され
る．

2）発声発語器官（摂食・嚥下器官）

発声や構音生成，摂食・嚥下に関わる各器官の，
① 安静時の形態，② 運動機能（運動範囲，力，速
度，リズム，正確さ（巧緻性），など），について評
価する．「運動障害性（麻酔性）構音障害 dysarthria
の検査法−第一次案」短縮版[1]，標準失語症検査
補助テスト（SLTA-ST）[2]，標準ディサースリ
ア検査（AMSD）[3]などを用いて評価することが可
能である．しかし，臨床では評価時間が限られてい
る場合も少なくないため，検査のマニュアルだけ
にとらわれず，各器官の障害の程度および残存機
能を正確に把握することに努める（表2）．

近年，口腔機能を定量的に評価するために舌圧
の測定が用いられるようになってきた．舌圧の測
定は，侵襲性が低く，短時間の簡便な計測が可能
である．Hiraokaら[4]は筋萎縮性側索硬化症（ALS）
の患者において，最大舌圧（MTP）は舌機能低下
者が舌機能低下のないものに比して，咽頭残留の

表 2. 発声発語器官の評価内容の概要

	運動時 評価のポイント：運動範囲，筋力，反復運動時の速度・リズムなど	安静時
下　顎	開口／閉口	閉じているかどうか
口　唇	閉鎖力 突出／口角横引き	左右対称性 不随意運動の有無
舌	突出（突出範囲，偏位の有無） 左右 挙上（舌尖・奥舌）	萎縮の有無 不随意運動の有無 筋線維束攣縮の有無
軟口蓋・咽頭	/a/発声時の軟口蓋の挙上，咽頭収縮 ブローイングや/a/発声時の呼気鼻漏出（鼻息鏡）	
喉　頭 （VE にて）	呼吸・深呼吸時の声帯の動き（開大範囲，声門閉鎖の有無，左右差） 母音発声時の声門閉鎖	
歯		欠損の有無 義歯装着の有無

表 3. 嚥下障害を疑う所見

	所　見	要因となり得る事象
全　身	肺炎の既往，発熱，痰の増加	誤嚥
	体重減少	摂食量低下
	脱水	水分摂取量低下
摂食嚥下	食事量の減少，食事時間の延長 食事に伴う疲労，食事の嗜好が変化	口腔機能・嚥下機能の低下 高次脳機能障害
	食べにくいものがある （硬いもの，パサつきのあるものなど）	咀嚼力低下
	液体でむせることがある 唾液でむせることがある	誤嚥
	嚥下後の喉の違和感（咽頭残留感） 食事中，食後に咳が出る 食後に声がガラガラした声（痰の絡んだような声；湿性嗄声）に変化する	誤嚥・咽頭残留
発声・構音	声量低下 構音不明瞭	喉頭機能，口腔機能の低下
呼　吸	むせた時に強い咳払いができない	呼吸機能低下

（文献 5 を一部改変）

ある者は咽頭残留のないものに比して，それぞれ有意に低かったことを報告している．

3）摂食・嚥下機能

初診時に嚥下機能の低下がなくとも症状は徐々に進行していく可能性があるため，嚥下障害の発見が遅れないよう注意する．

a）食事状況：現在の食事内容（食形態），摂食回数や摂取量，食事時間，全身状態を把握する．食事介助を必要とする場合，どのような援助を受けているのか，また，食事を準備するマンパワーや主たる介護者について確認しておくことが大切である．さらに，食事場面を直接観察し，摂食状況を評価する．嚥下障害に起因する所見を表3にまとめた．

b）嚥下機能スクリーニング検査：反復唾液嚥下テスト（the repetitive saliva swallowing test：RSST）[6]は随意的な嚥下の反復能力を評価するもので，空嚥下を 30 秒間に反復させ，その回数

表 4. 食形態の調整

食べにくい食品	対応方法
液体：水，お茶，味噌汁，吸い物，など	液体にとろみをつける
パサつくもの：焼き魚，ゆで卵，ふかし芋，など	調理方法の変更（煮る），餡かけにする
咀嚼しにくいもの： こんにゃく，かまぼこ，なめこ，など	食べやすい大きさに切る *みじん切りのような細かい形状はかえって食べにくくなるので大きさに注意する
咀嚼力が必要なもの：厚めの肉，など	薄切りにする，十分な柔らかさになるまで煮る
口腔やのどに張り付くもの： 餅，板海苔，ワカメ，レタス，はんぺん，など	食事から除く （一部は調理方法の変更にて対応可能）
粒が残る（ばらけやすい）もの： ピーナッツ，煎餅，枝豆，生野菜，など	水分を含んだ調理方法に変更する
繊維の強いもの：ごぼう，ふき	繊維を断ち切る方向にカットする
酸味の強いもの：酢の物，柑橘類，など	酸味量を減らす

（文献 5 を一部改変）

を計測する．2回／30秒以下で嚥下障害を疑う．その他，段階的水飲み検査[7]，改訂水飲みテスト（MWST）[8]，フードテスト[8]などがあり，液体や食物を摂取した際のむせの有無を評価する．

c）VF，VE：誤嚥や不顕性誤嚥を疑う場合には嚥下造影検査（videofluorography；VF），嚥下内視鏡検査（videoendoscopic；VE）を用いて嚥下評価を行う．VF，VEは医師が実施するが，STは検査場面に立ち合い，嚥下機能の評価に努める．また，VF，VEは液体に添加するとろみの濃度や食形態，食事の姿勢を検討する際にも有効である．

3．構音障害・摂食・嚥下障害の支援

第1に，現状の評価に基づいて，食形態や食事方法の調整を行う．対象者が安全な食生活を送るためには，症状に適した食形態で食事を摂取する必要がある．しかし，神経難病の患者は食形態を変化させることにより症状の進行に不安を抱いたり，リハビリテーションのために無理して食事をしようとしたりすることもある．食事に伴う誤嚥のリスクや食形態の変更に伴うメリットを丁寧に説明し，対象者の理解を得ながら食形態を変更していく．主な食形態の調整方法を**表4**に示した．

ALSは易疲労を伴うことがあるが，1回の食事量を減らして1日の食事回数を増やすことで，安全性を上げることができる．小脳症状やパーキンソニズムを伴う場合には摂食ペースが早くなることや，口腔内への食塊の溜め込みなどが観察される．摂食ペースの調整（ペースを落として，口腔内への詰め込みを防ぐ）や，1口量の調整（小さめのスプーンを用いるなどして，1口の量を減少させ誤嚥のリスクを低下させる）を行う．嚥下しやすい食品（ゼリーなど）を他の食品と交互に嚥下することで，口腔や咽頭の残留を減らす効果がある．そのほかに，食具の変更や座位姿勢の調整により食事のしやすさが向上することも少なくない．理学療法士や作業療法士と連携して支援する．

同時に，コミュニケーション手段を確保する．構音の歪みや声量の低下があると，発話明瞭度が低下しコミュニケーションに支障をきたす．発話の工夫により明瞭度の改善が期待できる場合は，発話の練習を行う．発話明瞭度の低下により，他者との意思疎通が困難な場合には拡大・代替コミュニケーション（augmentative and alternative communication；AAC）を用いたコミュニケーション方法を指導する．AACについては後述する．

第2に，発声発語・摂食・嚥下器官の機能改善，機能維持を図る．下顎，口唇，舌などの粗大運動や反復繰り返し運動を用いて運動範囲や筋力を改

表 5. 摂食・嚥下障害と高次脳機能障害

摂食・嚥下障害の症状	原因となり得る高次脳機能障害（代表例）
食欲不振	抑うつ，全般的認知機能低下
水分摂取を忘れる	遂行機能障害，記憶障害
経口摂取量の過小・過多	脱抑制，記憶障害，発動性低下，抑うつ，注意障害
異物・禁忌食物の摂取	失認，失行，脱抑制，失語，幻覚
1 口量の統制困難	失行，注意障害，記憶障害
摂食速度亢進	脱抑制，道具の強制使用，運動性保続
摂食中のよそ見・多弁	脱抑制，注意障害，記憶障害
開口障害	失行，失認
咀嚼・吸引から嚥下への転換障害	運動性保続，注意障害
嚥下開始困難	失行
能動的訓練法・代償的手段の制限	記憶障害
訓練・代償的手段の定着困難	

（文献 12 を参考に作成）

善・維持する．構音訓練や発声訓練は口腔の協調運動や呼吸と喉頭の協調運動などの促進にも寄与する．特に PD・ALS では筋肉の疲労を誘発しないことが肝要である．一方で，食前の他動的口腔期訓練による，摂食時間の短縮が報告されており[9]，適切な運動量を提供する必要がある．

第3に，神経難病の患者の構音障害・摂食・嚥下障害は徐々に進行するため，定期的な評価と継続的な支援を行う．また，服薬状況の変化や全身状態の変化に伴って，症状が変化することもある．補助栄養の利用，非経口栄養の併用や非経口栄養への移行も視野に入れて，予後予測的な対応を行う．全身機能の低下に先立って嚥下機能が低下する場合や，構音障害の程度と嚥下障害の程度が乖離する場合も少なくないので各側面を評価する．

認知機能低下・言語機能低下に対する評価，支援

1．認知機能

種々の神経難病において，非運動症状の報告が多数なされており，特に認知機能の低下が注目されるようになって久しい．従来，認知機能が保たれるとされてきた ALS においても，約1/3の患者には認知機能障害を認めるとする報告[10]や約半数に認知機能低下を認めるとする報告[11]がある．いずれの神経難病においても認知機能の低下が生じ得ることを念頭に評価・支援する必要がある．認知機能の低下は摂食・嚥下症状を引き起こす原因となることもある（**表 5**）．

認知機能のスクリーニング検査には，HDS-R（長谷川式簡易知能評価スケール）や MMSE-J（精神状態短時間検査 改訂日本版）を用いることが多い．行動観察と合わせて評価を行い，必要に応じて，注意機能，前頭葉機能，記憶，失認，失行などの検査を実施する．

記憶障害や認知機能の低下があると，リハビリテーションの意義理解や転倒・誤嚥などのリスクの理解が難しい．また，ADL の低下を招く場合もある．安全な生活を送れるよう支援する．

2．言語機能

変性疾患における言語機能の低下は，失語によるもの，すなわち原発性進行性失語（primary progressive aphasia；PPA）に伴うものと，非失語性によるものに2分される[13]．原発性進行性失語は喚語障害を呈し，発語失行を伴う場合もある．非失語性のものは純粋失読や失読失書，純粋失書などを呈する状態を指す．いずれの場合もコミュニケーションに影響を与える．読解や書字障害があると代替コミュニケーション手段として，書字や文字盤，50 音表，コミュニケーション機器の使用が困難になることがあり，構音障害に加えて言語

表 6. 代表的な AAC

AAC の種類	必要な介入	使用の困難さが想定される場合
拡声器	発声訓練の併用	声量を増加させても構音障害が進行していると，発話明瞭度の確保が難しい．
書字	筆記具の工夫（持ちやすい太さに調節）	上肢機能の低下，言語機能低下（書字障害）
50 音表 （ポインティング・視覚的／聴覚的スキャンニング）	音韻能力，ポインティングのための運動機能（眼球運動を含む），視覚認知能力の確認	言語機能低下（特に音韻操作の障害）
コミュニケーションボード*	言語・認知機能に合わせて，絵カードや要求項目を選択する	
意思伝達装置 PC，タブレット	スイッチや視線入力措置などの導入，機器のセッティングやメンテナンス，機器使用のサポートを行う支援者の確保	認知機能低下，言語機能低下

*50 音表の使用が困難な場合に使用することが多い．
使用頻度の高い語や事項を選択できるようにしたボード

機能の低下があると，意思疎通の困難さが増大する．

コミュニケーションの評価・支援

前述の評価に加えて，病前の言語習慣や ICT の使用状況，コミュニケーション意欲，コミュニケーション機会などを評価して，コミュニケーション支援の方向性を決定する．構音障害が重度であれば AAC を用いる．コミュニケーション機器の導入は作業療法士が中心となることが多いが，その際にも ST が協働する．それぞれの AAC において必要となる能力（たとえば，50 音表から音を紡いでいくための言語機能や ICT を操作するための理解力や記憶力など）を考慮したうえで適切な手段を選択する．意思伝達装置や ICT などのハイテクノロジーの AAC を導入する際には，必ず50 音表などローテクノロジーの AAC を併用する．体調の変化や電源の確保が不可能な場合にも対応できるようにするためである．症状の進行を予測しながら AAC の紹介・導入を行う必要がある．

情報共有と多職種連携

神経難病の支援においては，本人，家族，多職種との情報共有や連携を欠かしてはならない．多職種と情報共有することで，治療全体の方針を確認しながら，予後予測を含めた対応をとることができる．安全な食生活を送るためにはご本人と介助者がともにリスクを理解し，決められた食事方法を遵守する必要がある．病院や施設などで複数の介助者が居る場合には，ベッドサイドに食事方法を掲示するなどして，誰もが同質の関わりができるよう工夫する．また，構音障害や言語障害を抱える場合，本人からの発信が少なくなったり，困難になったりすることも少なくない．家族や関係職種が本人のニーズや不安感を理解することは QOL の向上につながる．本人と家族や関係職種間の情報共有の橋渡しをすることも ST の重要な役割であると考える．

文 献

1) 日本音声言語医学会言語委員会運動障害性（麻痺性）構音障害小委員会：運動障害性（麻痺性）構音障害 dysarthria の検査法−第一次案. 音声言語医，**21**(3)：194-211，1980.
2) 日本高次脳機能障害学会 Brain Function Test 委員会：標準失語症検査補助テスト（SLTA-ST）マニュアル，新興医学出版社，2003.
3) 西尾正輝：標準ディサースリア検査，インテルナ出版，2004.
4) Hiraoka A, et al：Maximum tongue pressure is associated with swallowing dysfunction in ALS patients. *Dysphagia*, **32**(4)：542-547, 2017.
Summary ALS 患者の嚥下機能評価における舌圧測定の有用性を検討した．

5）秦　若菜：3. 摂食嚥下障害．小森哲夫監，神経難病領域のリハビリテーション実践アプローチ 改訂第2版，82-91，メジカルビュー社，2019.

6）小口和代ほか：機能的嚥下障害スクリーニングテスト「反復唾液嚥下テスト」（the Repetitive Saliva Swallowing Test：RSST）の検討（2）妥当性の検討．リハ医，**37**（6）：383-388，2000.

7）矢守麻奈：評価（3）言語聴覚士が行う検査．スクリーニング検査（2）．小寺富子監，言語聴覚療法臨床マニュアル 改訂第2版，448-449，協同医書出版，2004.

8）才藤栄一：平成13年度厚生科学研究費補助金（長寿科学総合研究事業）「摂食・嚥下障害の治療・対応に関する統合的研究」総括研究報告書．摂食・嚥下障害の治療・対応に関する統合的研究．平成13年度厚生科学研究費補助金研究報告書，7-18，2001.

9）市原典子：筋萎縮性側索硬化症の摂食・嚥下障害—ALSの嚥下・栄養管理マニュアル—．医療，**61**（2）：92-98，2007.
Summary　ALSについて，ALSFRS-Rスコア評価ツールのswallowing partのステージごとに栄養管理の方法や嚥下障害への対応を解説しており，症状に応じた対応を理解することができる．

10）Murphy JM, et al.：Continuum of frontal lobe impairment in amyotrophic lateral sclerosis. *Arch Neurol*, **64**：530-534, 2007.

11）Ringholz GM, et al.：Prevalence and patterns of cognitive impairment in sporadic ALS. *Neurology*, **65**：586-590, 2005.

12）矢守麻奈：嚥下障害のリハビリテーション—高次脳機能障害合併例について—．失語症研究，**21**（3）：169-176，2001.

13）橋本律夫，小森規代：変性疾患による読み書き障害．神経心理学，3（4）：333-346，2016.

MB Med Reha **No.299**：56-61, 2024

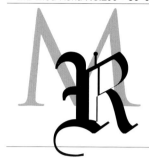

特集／リハビリテーションチームで支える神経難病診療

神経難病患者のケアマネジメント

石山麗子*

Abstract　パーキンソン病(PD)や筋萎縮性側索硬化症(ALS)などの神経難病は介護保険の対象であるが，ケアマネジメントを担うケアマネジャーの法定研修において難病の教育は含まれていなかった．神経難病患者と家族，ケアマネジャーの双方が教育の必要性を感じていたなかで，難病ケアマネジメントは制度施行から四半世紀近い2024年度から法定研修に導入されることとなった．

神経難病患者と家族がケアマネジャーに求めることは，PDとALSで共通したのは【難病ケアマネジメントの学習】であった．異なったのは，PDは【患者の話をしっかりと聴く面談の機会】を，ALSは【利用者の話を聴き一緒に解決する気構え】，【どんな時も味方となり，親しみやすく伴走してくれる人】を望んでいた．今後は難病患者へのケアマネジメントの実践環境として，難病ケアマネジメントの ① 定義に基づく支援範囲と手法などの体系化，② ケアマネジャーの責務の整理と明示，③ 正当な手間評価などを整備する必要がある．

Key words　神経難病患者(patients with intractable neurological diseases)，難病ケアマネジメント(care management for intractable neurological diseases)，患者の要望(patient requests)，教育(education)

難病患者に対するケアマネジメントの必要性と変遷

1．難病ケアマネジメントの必要性と実施者

1）我が国の社会保障制度とケアマネジメント

　ケアマネジメントとは，対象者のニーズを充足するために，コミュニケーションと利用可能な資源の活用に向けてアセスメント，計画作成，計画の推進，調整，モニタリング，評価を協働していく過程である[1]．我が国の社会保障制度でケアマネジメントの手法が導入され，相談支援を通じて一連のケアマネジメントプロセスを推進するケアマネジメント実践者も位置付けているのは，介護保険制度と障害者総合支援法だけである．介護保険制度では介護支援専門員(以下，ケアマネジャー)

が，障害者総合支援法では相談支援専門員が担っている．両制度のいずれも，難病患者のケアマネジメントを担当することがある．本稿では，介護保険制度におけるケアマネジャーが行う難病患者に対するケアマネジメントに焦点を当てる．

　本稿における難病の範囲とは，難病の患者に対する医療等に関する法律第5条第1項に規定する指定難病のうち介護保険法における，第二号被保険者の特定疾病に該当する筋萎縮性側索硬化症(ALS)，進行性核上性麻痺，パーキンソン病(PD)，大脳皮質基底核変性症，多系統萎縮症，脊髄小脳変性症，後縦靱帯骨化症，広範脊柱管狭窄症，悪性関節リウマチ，早老症(ウェルナー症候群，コケイン症候群等)の10疾病とした．

* Reiko ISHIYAMA, 〒 107-8402　東京都港区赤坂 4-1-26　国際医療福祉大学大学院医療福祉経営専攻先進的ケア・ネットワーク開発研究分野，教授

2）介護保険制度と難病ケアマネジメント

a）介護保険の主な対象者と難病患者：介護保険制度は，加齢に伴って生ずる心身の変化に起因する疾病等により要介護状態となり日常生活に介護，看護，機能訓練等を要する者等が尊厳を保持し，その能力に応じ，自立した日常生活を送ることができるように支援するものである．要介護となった原因の主な疾患は多い順に認知症（16.6%），脳血管疾患（16.1%），骨折・転倒（13.9%）であり[2]，その背景は高齢による衰弱であり，被保険者の大半が文字通り加齢に伴って生じやすい原因疾患による．

同調査で確認できた神経難病はPD（3.5%）のみで，それ以外の難病の記載はなかった[2]．全国のケアマネジャーを対象に難病ケアマネジメントをテーマに行った調査結果では，難病研究班においてケアマネジャーがこれまでに経験したことのある難病ケアマネジメントの対象となる疾患ではPD（89.7%），ALS（34.7%），脊髄小脳変性症（32.2%）であった[3]ことから，PD以外の割合はさらに少ないこと，要介護となった主な原因疾患という観点から見ても神経難病患者は希少であることがわかる．

b）ケアマネジャーにとっての難病ケアマネジメントの教育：ケアマネジャーは実務に就く時，5年に1度の資格更新に際し受講しなければならない法定研修がある．法定研修は5課程291時間で，カリキュラムは国によりそれぞれ示されている[4][5]．そのうち「難病」に関する学習時間は0時間だった．相談支援を通じてケアマネジメントを推進するケアマネジャーは，学ぶ機会もないまま難病患者へ対応せざるを得なかった．法定研修のカリキュラム改定は以前にも行われたが，難病が対象とならなかった理由は，前述の通り要介護となった主な原因となる疾患の比率から難病以外の患者のケアマネジメントについての学習が優先されたためである．難病患者にとっては，少なくとも不利益とならない対応ができたのか疑問である．

介護保険制度が施行されてから四半世紀を迎えようとしている2024年4月，新たな法定研修のカリキュラムが施行される．そこに初めて難病ケアマネジメントが導入されることとなった．改定の方針として科目追加は行わないため，地域共生社会への対応への文脈のなかで，他法他制度の利用が必要な事例や家族などへの支援が必要な事例に組み込まれて学習することとなった．

2．ケアマネジャーから見た難病ケアマネジメントの位置づけ

1）難病ケアマネジメントとそれ以外の違い

a）拡大型のケアマネジメントの必要性と課題：居宅ケアマネジャーが行う難病ケアマネジメントの業務実践と困難さの把握を目的に全国のケアマネジャー1,000人に対して実施したアンケート調査によれば[3]，難病ケアマネジメントの経験がある者は93.3%を占めた．難病ケアマネジメントはそれ以外と違いがあると思う（71.9%），それ以外のケースより難しいと思う（65.1%），難病ケースはそれ以外に比べて連携先の数が多いと思う（71.2%）だった．この結果から，難病ケアマネジメントはそれ以外のケアマネジメントに比べて違いがあり，より大きなチーム構成によるアプローチを実践していることがわかった．難病ケアマネジメントの実践経験のあるケアマネジャーに対するインタビュー調査でも，難病ケアマネジメントの困難さに関するカテゴリーとして【制度横断・多種多様な社会資源を活用した拡大型のケアマネジメント】が生成された[6]．

一方で難病の専門的な医療・介護を提供できる専門職を知らない（61.0%），介護保険以外のサービス（障害福祉サービス，就労支援，生活支援機器）の知識が不足している（73.8%）というケアマネジャーの教育上の課題が見えてきた．しかし，難病ケアマネジメントの経験のあるケアマネジャーの語りからは【社会資源の不足と地域間格差】も生成された．

難病ケアマネジメントでは，介護保険制度と並行して障害者総合支援法，難病法，その他就労関連等制度横断の総合的なケアマネジメントが要求

表 1. 過去 1 年間に担当した難病ケースの累積担当件数

平　均	標準偏差	最小値	最大値
2.7	4	0.0	36.0

n＝1,000

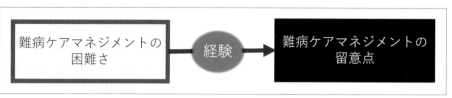

図 1. 経験を通じた難病ケアマネジメントの経験の留意点への変化

されることから社会資源の量に左右され, 地域間格差が生じやすい. サービス量が充実していない地域では, ある程度固定した社会資源に限定したケアプラン作成にならざるを得ない. 一方, 社会資源が充実している都市部では資源選択や調整の技術などバリエーションが問われる. ケアマネジメントは, 対象者のニーズが現状の社会資源で対応することが難しいと思う場合には, 地域や行政などにはたらきかけることも支援範囲としている. 調整する側の知識不足と, 社会資源の不足の双方が両輪の課題となり, 状況改善への取り組みが難しいことも見えてきた.

b）難病ケアマネジメントの難しさと実践知を体系化する必要性：ケアマネジャーにとって難しいと感じる対象は, PD, ALS, 進行性核上性麻痺の順であったが, 難病ケアマネジメントの難しさに関するインタビュー調査におけるケアマネジャーの語りの出現頻度は, PD（18 回）, ALS（69回）と ALS が圧倒的であった.

ケアマネジャーから見た支援実施上の難しさとしては, 病状の進行に伴う身体の状態変化への対応や病状の進行に伴う心理的なサポートの難しさを約 8 割が, 症状の進行に配慮した対応（言葉遣い・説明）の難しさ, 難病の特徴を捉えたケアプランの目標設定の難しさを感じていたのはそれぞれ約 6 割だった. 理由として支援の前提となる, 難病ケアマネジメントに必要な疾病の理解ができていない（67.1％）ことが影響していると考えられ

る. ケアマネジャーが現状のままで良いと思っている訳ではないことは, 難病ケアマネジメントの研修や教育の必要性を 9 割以上のケアマネジャーが感じていた[3] ことからも見てとれる.

難病は希少性の高い疾患であるため, 大半のケアマネジャーにとって経験知を高める機会を得にくい. これまでに難病ケアマネジメントを実施した経験のあるケアマネジャーは 9 割以上を占めたものの, 過去 1 年間に担当した難病ケースの累積担当件数の平均は 2.73±4.02 に留まった. さらに特徴的なのは, 最小値（0.0）と最大値（36.0）である（**表 1**）. つまり, 地域では難病ケアマネジメントは, 経験のある, あるいは事業所として引き受けた実績のあるところへ一極集中している状況が窺える. 難病ケアマネジメントは, 他のケアマネジメントよりも制度活用の範囲が広く, チームを構成する事業所数やスタッフ数も多い. 症状が進行するとケアマネジャーの事業所の営業日であるかを問わずケアプラン変更や災害時対応の準備の綿密さなど, ケアマネジャーの業務負担と報酬という観点では制度上の環境が整っていない. ゆえに, そのケアマネジャーや, その事業所の努力や使命感に拠るところがある.

難病ケアマネジメントの実践を積み重ねてきたケアマネジャーは『難病ケアマネジメントの困難さ』を『難病ケアマネジメントの留意点』へと発展させていた[3]（**図 1**）. 法定研修に難病ケアマネジメントが導入された今日, 難病ケアマネジメント

表 2. ケアマネジャーは何をしてくれる人か

	カテゴリー
PD	• 本人にとって理解が難しいケアマネジャーの役割 • 制度の説明と事務手続き • 生活課題の解決に向けて相談，提案，サービス調整，書類作成などの一連を行う人
ALS	• 最初は理解が難しいケアマネジャーの役割 • 本人と家族の要望を踏まえた生活の基盤づくり・療養支援 • 専門職と利用者・家族の合意形成 • 制度横断のサービス調整 • 介護保険内のみのサービス調整

の実践知を積み重ねた経験豊富なケアマネジャーの知見を普遍化し，多くのケアマネジャーに継承可能な共有知へと高める難病ケアマネジメントの研究の推進と体系化が求められる．

神経難病患者が望む
難病ケアマネジメントのあり方

1．神経難病患者からみたケアマネジメントの実態

本項では，難病患者と家族がケアマネジャーに求める支援に関し，PD と ALS の患者と家族に対して実施したインタビュー調査の結果[6]をもとに記載する．

1）患者から見たケアマネジャーに望むこと

調査結果では，PD と ALS の患者と家族に対するインタビュー調査で共通したのは，ケアマネジャーが何をしてくれる人なのかを理解することの難しさである（表2）．役割の認識では PD ではサービス調整に関わる事務が主であった．他方，ALS は「要望」，「合意形成」など意思決定に関わりつつ【制度横断のサービス調整】により生活基盤づくり・療養支援を行う者であるなど，神経難病患者のケアマネジメントと言っても相違があることがわかった．

さらに ALS では，制度横断的での対応と介護保険内のみの調整に留まるといった，ケアマネジャーへの認識が二分していた．例えば，介護保険の訪問介護と障害福祉サービスの重度訪問介護を毎日利用している者の場合，本人，家族，ヘルパーの都合により時間変更が生じることがある．細かな調整までケアマネジャーを介するとかえっ

て不便だと感じる場合や，介護保険制度に位置付けられたケアマネジャーの障害福祉サービスの知識不足を指摘し，調整自体をケアマネジャーには任せない家族もいた．自ら調整機能を担える家族はいずれも家族として対応可能な家族機能の高いケースであった．

このように難病ケアマネジメントという用語の定義や理解，教育も未整備であったため，個別に，状況ごとに神経難病患者・家族とケアマネジャーとの関係や話し合いで役割や機能が形づくられてきた．今後は，難病の特性を踏まえ，地域の難病医療提供体制全体のなかでケアマネジャーが何を担うべきかを他職種や機関とも精査しながら役割と機能を整理する必要がある．

2）難病患者・家族から見て配慮不足であると感じること

難病患者・家族がケアマネジャーの配慮が足りないと感じるところ（時）でPDとALSに共通することは，【PD：難病自体に関する情報提供は皆無】，【PD：病気の特性に配慮した生活課題の提案が受けられないこと】，【ALS：難病の利用者を担当するに値する能動的な学習姿勢と知識レベル】など，根底には難病に関する知識不足があった（表3）．積極的に行動しない理由には，他法他制度の利用支援や調整を自らの業務範囲と捉えているかの相違であろう．

3）神経難病患者・家族の要望に応えるためのケアマネジメント実践の基盤づくり

ケアマネジャーが他法他制度の情報提供，ケアプラン作成のための調整をどの範囲まで担うかは，ケアマネジャーの業務範囲を規定した厚生省

表 3. 難病患者・家族がケアマネジャーの配慮が足りないと感じるところ(時)

	カテゴリー
PD	• 難病自体に関する情報提供は皆無 • 難病申請手続きの苦労 • 難病の情報収集は自分の努力 • 難病で生じる生活の不安に関心を抱き，掘り下げて聞いてもらえないこと • 病気の特性に配慮した生活課題の提案が受けられないこと • 利用者の意向を確認し尊重した行動 • 利用者が検討に足る具体的説明，考える時間の確保の欠如 • ケアマネジャーの難病に関する知識不足
ALS	• 本人の尊厳を損なう意識や行動 • 難病の利用者を担当するに値する能動的な学習姿勢と知識レベル • 他制度利用調整の知識・技能不足と対応時の姿勢 • 機能不全のケアマネジメントがもたらすのは，利用者の不安の増幅，改善されない生活状況 • 難病ケアでのケアマネジャーの役割を自ら考え難病ケアマネジメントの責任を果たすこと

表 4. 神経難病患者と家族がケアマネジャーに望むこと

	カテゴリー
PD	• 難病ケアマネジメントの学習 • 患者の話をしっかり聴く面談の機会 • 申請代行の支援方法の検討
ALS	• どんな時も味方となり，親しみやすく伴走してくれる人 • 利用者の話を聴き一緒に解決する気構え • 利用者の希望を叶えるための能動的な姿勢と行動 • 相談窓口，多制度活用の支援窓口の一本化 • 本人の心情，状況理解に基づく精神的なケア • 患者同士の関わりを知り，つなぐこと

令第 38 号，介護報酬を規定した告示と，ケアマネジャーとしての標準的な知識・技能を習得する法定研修がすべて整備されなければ実効性は担保されない．そのうち今般，社会保障審議会での協議を行わずに改定可能であり，即時現場実践に反映可能な法定研修の改定による知識・技能の習得が先行した形となっている．一方で，難病ケアマネジメントを学習することで，上記 3 つの環境が整備されていないために業務範囲であるか疑問を呈し，その手間に対して対価を求めるケアマネジャーの声も出てくるであろう．

4）神経難病患者・家族がケアマネジャーに望むこと(表 4)

神経難病患者・家族がケアマネジャーに望むことは，ケアマネジャーは何をしてくれる人か(表 2)と必ずしも一致していなかった．PD では単なる事務的調整だけで満足しているわけでなく【患者の話をしっかりと聴く面談の機会】を求めていた．

実際の面談場面では，ALS よりも PD の症状の知識不足が窺えた．例えば，運動症状以外の便秘や頻尿などの自律神経の症状，不眠などの睡眠障害について患者と家族は話していても，ケアマネジャーは，それをモニタリング上意味ある情報として捉えられていないなどである．症状の辛さを聴いて欲しい，医療と連携してほしいなどの思いがあって話している内容が汲み取られない経験は，患者と家族にとってケアマネジャーに話をしっかりと聴いて欲しいという要求へとつながり【難病ケアマネジメントの学習】を望むカテゴリーが生成されたと考えられる．ALS は PD よりも望む項目と支援の幅が広く，話を聴くだけではなく【利用者の話を聴き一緒に解決する気構え】と【どんな時も味方となり，親しみやすく伴走してくれる人】を望んでいた．

まとめ

　ケアマネジメントのすべての支援の始まりは，その定義の通りコミュニケーションである．コミュニケーションを通じて，病気の特性を踏まえて自分の生活状況を理解されたうえで生活基盤を共同して整えること，ケアマネジャーには少し先の症状変化を見据えながら変化に対応できる準備をしてほしいとの要望がある．

　利用するサービスやそこにつながる人は，難病患者の心身状態によって変更されていく経験を繰り返し，慣れ親しんだスタッフの交代が常となっている．一方でケアマネジャーの関わりは，制度利用を続ける限り継続する．だからこそ進行していく過程で【どんな時も味方となり，親しみやすく伴走してくれる人】であってほしいと望まれている．

　難病ケアマネジメントは本来，制度施行当初から必要であったが，ケアマネジャーの法定研修に導入されたことと，2024年度介護報酬改定の特定事業所加算の算定要件に難病をテーマとした事例検討が規定されたことなどをきっかけに，ようやく認知されることとなった．これによりケアマネジャーの日常的に行う事例検討会で難病ケアマネジメントの実践報告，課題の検討，実行状況の省察などの検証も含めたプロセスが期待できる．

　今後は，難病患者に対するケアマネジメントの実効性を高めるために，難病ケアマネジメントの定義に基づく支援範囲と手法などの体系化，難病ケアマネジメントにおけるケアマネジャーの責務の整理と明示，実施にかかる正当な手間の評価など，実践基盤の整備が必要である．

文　献

1) 白澤政和：ケアマネジメントの本質，19，中央法規，2018.
2) 厚生労働省：国民生活基礎調査，データセット介護，2022，23，表番号22.
　〔https://www.e-stat.go.jp/stat-search/files?page=1&layout=datalist&toukei=00450061&tstat=000001206248&cycle=7&tclass 1=000001206252&cycle_facet=tclass 1&tclass 2val=0〕
3) 石山麗子，原口道子：厚生労働行政推進調査事業費補助金（難治性疾患政策研究事業）分担研究報告書 難病ケアマネジメントにおける居宅介護支援事業所の介護支援専門員の業務に関する実態調査．研究，1：155-157，2021.
　Summary ケアマネジャーの職能団体，ケアマネジャーに対する全国調査において難病ケアマネジメントの難しさと研修実施の必要性について初めて明らかにした．
4) 厚生労働省：介護支援専門員資質向上事業の実施について（平成26年7月4日老発0704第2号厚生労働省老健局長通知）．
　Summary ケアマネジャー法定研修に制度施行以来初めて難病法，難病ケアマネジメントの基礎と実施プロセスに関する講義，事例演習が導入された．
5) 厚生労働省：「介護支援専門員資質向上事業の実施について」の一部改正等について．別紙及び別添1～6（平成29年5月18日老発0518第6号厚生労働省老健局長通知）．
6) 石山麗子，原口道子：厚生労働行政推進調査事業費補助金（難治性疾患政策研究事業）分担研究報告書 難病ケアマネジメントにおける居宅介護支援事業所の介護支援専門員の業務に関する実態調査，研究，2：157-159，2021.
7) 石山麗子：厚生労働行政推進調査事業費補助金（難治性疾患政策研究事業）分担研究報告書，難病利用者と家族がケアマネジャーに求める支援─南関東圏域での調査─，2023.

MB Med Reha **No.299**：**62−66**, 2024

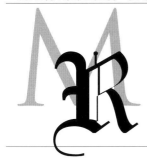

特集／リハビリテーションチームで支える神経難病診療

先進機器を用いたリハビリテーションの試み

市川　忠*

Abstract　神経難病のリハビリテーションでの機器活用についてまとめた．エアロバイク，トレッドミルなどの頻用機器では，安全性を確保しつつ運動負荷量を増加させるため実施の工夫がされる．トレッドミルにはハーネスでの体重部分免荷装置が多くの施設で使用されている．

仮想現実（VR）がリハビリテーションにも導入されつつある．VRには非没入型と没入型があり，非没入型は exergaming と呼ばれるコンピューターゲームが主体である．没入型機器は視聴覚刺激装置が必要で，汎化は困難とされてきたが，2024 年に市販品が出現し，今後没入型 VR 機器の開発が進むと予想される．

COVID-19 パンデミックを契機に通信機器を活用した遠隔リハビリテーションの実用化が進んだ．VR は遠隔リハビリテーションとも親和性が高い．遠隔リハビリテーションの有効性のエビデンスも蓄積されてきている．ビッグデータ解析のためにも標準的プログラムの開発が待たれる．

Key words　部分免荷トレッドミル（BWS-TT），仮想現実（virtual reality；VR），exer-gaming，遠隔リハビリテーション（tele-rehabilitation），標準的プログラム（standard program）

はじめに

神経難病へのリハビリテーションでは，従来の対面リハビリテーションにおいても，トレッドミル，エアロバイクに加え，吊り下げ式体重免荷装置，ロボット技術を応用した外骨格機構を有する機器など，多くの機器が用いられている．神経難病患者では歩行や立位が不安定となっていることも多く，運動負荷の量と時間を担保しながら，安全にリハビリテーションを行うために重要な役割を果たしている．また，COVID-19 パンデミックによる影響もあり，医療のオンライン化が図られており，リハビリテーション領域でも，全世界的に非対面で実施する遠隔リハビリテーションが始まっている．本稿では，世界的に罹患者数が多く，リハビリテーションのエビデンスが確立しているパーキンソン病（PD）について，リハビリテーション機器と，遠隔でのリハビリテーション実施のための機器やシステムについて述べ，今後の神経難病全体への適応についても検討する．

機器を用いた PD リハビリテーション

PD リハビリテーションには，多くの機器が活用されている．大別すると，1. 従来の医療機器に転倒防止などの改善を加えたもの，2. コンピューターゲームの転用や仮想現実（virtual reality；VR）を用いて運動を促すもの，3. ロボット技術を応用し，外骨格機構により運動を補助するものに

* Tadashi ICHIKAWA，〒 362-8567 埼玉県上尾市西貝塚 148-1　埼玉県総合リハビリテーションセンター脳神経内科／同，センター長・病院長

分けられる.

1. 従来の医療機器に改善を加えたもの

　従来の機器を改善したものとしては，エアロバイク，トレッドミル，および歩行器がその代表である．エアロバイク(aero-bike, stational-bike などとも呼ばれる)運動は，Tihonen ら[1]が，PD 患者への 22 論文のレビューをし，自転車運動が PD の運動症状，特に歩行関連症状の改善に有用であり，Parkinson's disease quality of life questionnaire (PDQ-39)でも改善が見られることを解析した．エアロバイクは症状が進行し姿勢保持障害が出現した PD の患者では，運動継続が困難になることや転落のリスクが高くなる．そのため，半臥位(recumbent)エアロバイクを用いたリハビリテーションが提唱されている．半臥位エアロバイクについては，Hoehn-Yahr 分類(H-Y)stage Ⅰ～Ⅲを対象とした介入研究で，unified Parkinson's disease rating scale(UPDRS)part Ⅲの改善効果が示されている[2][3]．Stummer ら[4]はペダルのない自転車にまたがり歩行前進をするリハビリテーションによって，PD 患者のすくみ足が改善すると報告した．一方 H-Y stage Ⅳ，Ⅴを対象としたエアロバイク介入研究の報告はなく，進行期 PD でのエアロバイク運動の効果については検証が行われていない．

　トレッドミル装置を用いたリハビリテーション(treadmill training；TT)の PD への効果は従前から明らかであった[5][6]．より安全に運動負荷と時間を増加できることから，ハーネスを用い部分免荷(body weight support；BWS)による TT が行われるようになっている．本邦でも Miyai ら[7]が，PD に対する BWS-TT 効果を報告している．従来 TT と BWS-TT は負荷運動量が異なるため，単純に比較はできない．Lu ら[8]はプルテスト時に BWS を用いても踏み出し反応に改善がないことを報告したが，Qian ら[9]は BWS-TT により Berg balance scale などバランス指標が改善することをレビューした．Ganesan ら[10]は PD に対する従来の歩行訓練と BWS-TT の効果を比較し，歩行距離，歩行速度，歩幅，振戦，寡動，強剛において BWS-TT で，より改善効果が高いことを示した．リハビリテーション中の転倒リスク軽減効果も含めて PD の歩行訓練に BWS-TT は重要な訓練種目である．吊り下げ式免荷装置を備えた歩行器も販売されており，歩行訓練の経路が自由に選択でき，患者自身のペースで歩行訓練ができることから，訓練意欲の維持・向上に利点がある．一方で歩行速度など運動負荷量のコントロールがペーシングなどに限られ，比較研究の実施が難しい．

2. コンピューターゲームの転用・仮想現実(VR)

　VR 機器を用いた PD リハビリテーションについては近年様々なものが報告されている．VR は，非没入型 VR(non-immersive VR；n-imVR)と没入化型 VR(immersive VR；imVR)に分類される．n-imVR は画面上など実在とは異なることが明確な領域内の対象物を操作しインタラクティブな環境を構築した VR である．一方，imVR は，ヘッドマウントディスプレイなどを用い，視覚，聴覚や触覚などに働きかけ，VR の中に自己が存在するかのように感じる VR を指す．

　n-imVR の代表格はいわゆるコンピューターゲーム，TV ゲームである．特に Nintendo Wii® では体を動かして操作するソフトウェア，例えばテニスや卓球などが多くあり，exergaming と称され世界で幅広く運動効果の測定がされている．PD に関しても Zarie ら[11]は，200 もの論文から 10 論文をシステマティックレビューの対象として解析を行い，Wii Fit® が PD 患者の身体機能，バランスの改善に有効であることを示し，その理由として，インタラクティブでエンターテイメント性を有するプログラムにより身体機能と認知機能の統合がなされるためとした．Wii sports® での PD 転倒抑制効果を示した報告もある[12]．Lina ら[13]は PD に対する VR リハビリテーションの 12 論文をレビューしたが，その 12 論文の介入法では 5 論文は Wii® による介入で，1 論文は X-box game によるものであり，半数が市販のコンピューターゲー

ムを利用したものであった．Chikailo ら[14]のように独自開発の VR リハビリテーションプログラムの報告もある．これらのいわゆる exergaming プログラムは，後述する遠隔リハビリテーションにおいても，活用しやすいリハビリテーションと言える．

imVR は，ヘッドマウントディスプレイなど特殊な器具の装着が必要であり，PD など神経難病での報告は未だない．一方，米国 Apple 社から Vision Pro® という VR ゴーグルが市販されるようになった．VR ゴーグルの市販により今後 imVR リハビリテーションプログラムの開発が進むと考えられるが，VR ゴーグルでは，立体視を得るための眼球位置や左右視力差などの調整が必要であり，一般化には課題が多いと思われる．

遠隔リハビリテーション

遠隔リハビリテーションは tele-rehabilitation や remote rehabilitation の和訳として用いている．通信機器の発達により，リアルタイムでの患者状況の把握が可能となり，遠隔リハビリテーションが実装された．COVID-19 パンデミックにより外出制限や対面での対人接触の抑制から，遠隔リハビリテーションの研究と実用が加速された[15]．遠隔リハビリテーションは，対面で実施しているプログラムを遠隔で実施するものと，VR リハビリテーションを遠隔で実施するものに大別される．対面で徒手的に実施しているプログラムの遠隔への移植は不可能であるため，体操やダンス，自宅で利用可能な機器を用いた運動を実施することになる．自宅で利用可能な機器としては，ほぼエアロバイクに限定される．また運動による身体負荷の程度を測定するために，ウェアラブルデバイスを装着するリハビリテーションプログラムもある．

1．遠隔支援による従来型運動プログラム

遠隔支援による従来型運動が当初開始された遠隔リハビリテーションである．Nicolien ら[16]は軽症PDにおいて，自宅で理学療法士らの電話サポートを受けながらエアロバイクによる有酸素運動を実施する無作為比較研究を行い，遠隔サポートでの有酸素運動により運動症状が改善することを示した．また最近では，Silva-Batista ら[17]が，ストレッチ，体操，機敏運動，筋力トレーニングを組み合わせたプログラムで，コンピューターやタブレットによる双方向通信での遠隔指導がある群と指導がない群での比較を行い，ウェアラブルセンサーによる運動能力モニタリングから，遠隔指導が有意に PD のバランスを改善することを報告している．

2．VR 機器を用いたプログラム

VR 機器を用いたプログラムは，遠隔リハビリテーションと親和性が高い．Goffredo ら[18]は n-imVR リハビリテーションを遠隔で実施し，PD の姿勢安定性を改善したと報告している．また，Maggio ら[19]は認知リハビリテーションプログラムをスマートフォンで提供し，社会認知アプリを加えることで認知機能がさらに改善するとした．社会認知アプリは，視聴覚フィードバックを伴う，日記や金銭・仕事・家事管理のアプリである．VR リハビリテーションにより認知機能が改善し，スマートフォン上でのアプリであり，より使い勝手が良いと考えられる．

3．遠隔リハビリテーションの有効性

遠隔リハビリテーションの有効性については，エビデンスが蓄積されつつある．Vellata らは[20] PD に対する遠隔リハビリテーションの 15 論文から，有効な症状を歩行とバランス，上肢巧緻性，寡運とともに非運動症，例えば発語や嚥下機能，QOL などとした．長期間の障害を抱える神経難病患者へのエンパワーメントも QOL を大きく左右する因子であり，デジタル社会を迎えて遠隔リハビリテーションが貢献できる[21]と考えられる．一方で，遠隔リハビリテーションのどのプログラムがどの症状改善との関連性が高いかなど，詳細なエビデンスは明確になっていない．

おわりに

　機器を用いたリハビリテーションは発展しつつあり，BWS 装置などは多くの病院で使用可能と考えられる．近年では，VR 機器を用いたリハビリテーションプログラムの開発も盛んに行われている．一方でリハビリテーションの臨床研究では，従来型でも遠隔型でもリハビリテーションの量・頻度，アプローチ，評価尺度などが様々で，比較検討が困難である．今後のビッグデータ解析などを考慮すると，標準的プログラムが必要となると考えられる．

文　献

1）Tihonen M, et al：Parkinson's disease patients benefit from bicycling-a systematic review and meta-analysis. *NPJ Parkinson's Dis*, **7**(1)：86-95, 2021.

2）Ridget AL, Ault DL：High-cadence cycling promotes sustained improvement in bradykinesia, rigidity, and mobility in individuals with mild-moderate Parkinson's disease. *Parkinson's Dis*, **2019**：4076862, 2019.

3）Uyur M, et al：Effects of a low-resistance, interval bicycling intervention in Parkinson's Disease. *Physiother Theory Pract*, **33**(12)：897-904, 2017.

4）Stummer C, et al：The walk-bicycle：A new assistive device for Parkinson's patients with freezing of gait? *Parkinsonism Relat Disord*, **21**(7)：755-757, 2015.

5）Tomlinson CL, et al：Physiotherapy for Parkinson's disease：a comparison of techniques. *Cochrane Database Syst Rev*, **2014**(6)：CD002815, 2014.

6）Mehrholz J, et al：Treadmill training for patients with Parkinson's disease. *Cochrane Database Syst Rev*, **2015**(9)：CD007830, 2015.

7）Miyai I, et al：Treadmill training with body weight support：Its effect on Parkinson's disease. *Arch Phys Med Rehabil*, **81**(7)：849-852, 2000.

8）Lu C, et al：Postural instability in Parkinson's disease assessed with clinical "pull test" and standardized postural perturbations：effect of medication and body weight support. *J Neurol*, **270**(1)：386-393, 2023.

9）Qian Y, et al：Comparative efficacy of 24 exercise types on postural instability in adults with Parkinson's disease：a systematic review and network meta-analysis. *BMC Geriatr*, **23**(1)：522, 2023.

10）Ganesan M, et al：Partial body weight-supported treadmill training in patients with Parkinson disease：Impact of gait and clinical manifestations. *Arch Phys Med Rehabil*, **96**(9)：1557-1565, 2015.
　　Summary　PD 60 人を非運動群，従来歩行訓練(CGT)群，部分免荷トレッドミル(PWS-TT)に割付，1 回 40 分，週 4 回，4 週間の訓練を実施．CGT 群，PWS-TT 群では UPDRS は有意に改善した．歩行指標や殆どの UPDRS 下位項目で，PWS-TT 群では CGT 群に比し有意な改善が見られた．

11）Zarie A, et al：Effectiveness of Nintendo Wii on balance in people with Parkinson's disease：A systematic review. *J Lifestyle Med*, **12**(3)：105-112, 2022.

12）Alagumoorthi G, et al：Effectiveness of Wii sports-based strategy training in reducing risk of falling, falls and improving quality of life in adults with idiopathic Parkinson's disease-a randomized comparative trial. *Clin Rehabil*, **36**(8)：1097-1109, 2022.

13）Lina C, et al：The effect of virtual reality on the ability to perform activities of daily living, balance during gait, and motor function in Parkinson disease patients：A systematic review and meta-analysis. *Am J Phys Med Rehabil*, **99**(10)：917-924, 2020.

14）Chikailo I, et al：Exergaming as part of the telerehabilitation can be adequate to the outpatient training：Preliminary findings of a non-randomized pilot study in Parkinson's disease. *Front Neurol*, **12**：625225, 2021.

15）Barboza NM, et al：Telehealth for individuals with Parkinson's disease during Covid-19 in Brazil：A prospective case series. *Int J Telerehabil*, **14**(2)：e6471, 2022.

16）Nicolien M, et al：Effectiveness of home-based and remotely supervised aerobic exercise in

Parkinson's disease : a double-blind, randomised controlled trial. *Lancet Neurol*, **18**(11) : 998-1008, 2019.

17) Silva-Batista C, et al : Balance telerehabilitation and wearable technology for people with Parkinson's disease(TelePD trial). *BMC Neurol*, **23** (1) : 368, 2023.

18) Goffredo M, et al : Efficacy of non-immersive virtual reality-based telerehabilitation on postural stability in Parkinson's disease : a multicenter randomized controlled trial. *Eur J Phys Rehabil Med*, **59**(6) : 689-696, 2023.

19) Maggio MG, et al : Effectiveness of telerehabilitation plus virtual reality(Tele-RV)in cognitive e social functioning : A randomized clinical study on Parkinson's disease. *Parkinsonism Relat Disord*, **119** : 105970, 2024.

20) Vellata C, et al : Effectiveness of telerehabilitation on motor impairments, non-motor symptoms and compliance in patients with Parkinson's disease : A systematic review. *Front Neurol*, **12** : 627999, 2021.
Summary PD に対する遠隔リハビリテーション 15 論文(症例合計 421)をレビューした. PD 遠隔リハビリテーションは, 歩行・バランス・無動の改善を示すカテゴリーと言語・嚥下障害, QOL, 満足度などの非運動症状カテゴリーで効果が見られた.

21) Rosetto F, et al : System integrated digital empowering and teleRehabilitation to promote patient activation and well-Being in chronic disabilities : A usability and acceptability study. *Front Public Health*, **11** : 1154481, 2023.

MB Med Reha **No.299**：**67-72**, 2024

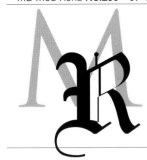

特集／リハビリテーションチームで支える神経難病診療

今後の神経難病リハビリテーションの展開

植木美乃[*1]　小林尚史[*2]

Abstract　神経難病は様々な治療法や薬剤が開発され，多くの疾患で生命予後は飛躍的に向上した．疾患によっては長く日常生活能力を維持し社会活動に参加することになってきた．患者の日常生活を維持し自立期間をいかに伸ばすかにおいて，リハビリテーションの果たす役割は非常に大きい．我々の調査研究では，神経難病患者は医療保険と介護保険を組み合わせた包括的リハビリテーションを提供することで短期間のADLが維持されることを報告している．さらに今後，神経難病のリハビリテーションで重要となる観点として，ロボット，ニューロモデュレーション，仮想現実，brain machine interfaceなどの新しい医療を適応することによりさらなる機能向上や社会参加を目指すことが期待される．

Key words　リハビリテーション(rehabilitation)，パーキンソン病(Parkinson's disease)，ニューロモジュレーション(neuromodulation)

はじめに

　近年の医学研究の進歩により難病においても様々な治療法の選択が可能となり，疾患によっては，長く日常生活動作能力を維持し，社会活動に参加することが可能となってきた．しかしながら，難病の中でも神経難病は根治治療に乏しく，病状が進行すると，24時間介護が必要となるため，患者および家族の負担は極めて大きく地域を含めた在宅療養が重要となる．神経難病の中で最も患者数の多いパーキンソン病(Parkinson's disease；PD)は，高齢になるほど発病率が上昇するため，超高齢社会の我が国においては，今後も患者数が加速的に増加すると予測されている[1]．超高齢社会の我が国では患者数の増加が不可避である現状において，患者の日常生活動作を維持し自立期間をいかに延ばすかは，医療経済学的見地か

らも喫緊の課題となっている．

　神経難病では，有効な治療法の選択やリハビリテーションを組み合わせることで，良好な運動機能を長期間維持することが可能になってきている[2)3)]．これまでの国内研究ではリハビリテーションや疾病管理についての研究は少ないが，海外の研究では，PD患者の疾患に関する教育や指導は，患者のQOL維持に貢献する[4)]．さらに運動に関する教育プログラムを提供した群は，運動機能の悪化が抑制された[5)]などの報告があり，適切なリハビリテーションを提供することの重要性が提唱されている[5)]．我々の調査研究では，難病患者は医療保険と介護保険を組み合わせたリハビリテーションを週2〜3回，40分以上実施することによって短期間のADLが維持されることを報告した．すなわち現状の介護保険を利用したデイケアやデイサービスのリハビリテーションも一定範囲

*1　Yoshino UEKI，〒467-8601 愛知県名古屋市瑞穂区瑞穂町字川澄1　名古屋市立大学大学院医学研究科リハビリテーション医学分野，教授
*2　Takafumi KOBAYASHI，社会医療法人宏潤会大同病院・だいどうクリニックリハビリテーション科

内では難病患者の3年以内でのADL維持に寄与しているとの結果であった.

今後, 神経難病のリハビリテーションで重要となる観点として, ロボット, 仮想現実(VR), ニューロモデュレーションなどの新しい医療を適応することにより, 従来の運動・認知機能やADLと比較して有意に向上した効果を得られる新規リハビリテーションが開発される可能性が挙げられる. また, brain machine interface のように筋萎縮性側索硬化症の患者が自分自身で動くことなく脳波をコントロールすることでアバターを使用し新たなコミュニケーション, 社会参加ツールを生み出す可能性がある. このような新たな技術と従来のリハビリテーションを融合することで革新的な機能改善をもたらし, 患者の日常生活動作を維持し自立期間を延ばすことが可能となると考えられる.

パーキンソン病(PD)における
様々なリハビリテーション

以前からPDのリハビリテーションとして音楽やダンスを用いることで歩行機能と症状緩和に対する効果が指摘されている[6]. リズミカルな刺激とダンスがPD患者の運動・認知機能や, 生活の質の改善をもたらすことが報告されている. 最近では, 仮想現実(VR)が神経リハビリテーション研究における治療ツールとして神経難病特にPDの歩行やバランス機能の改善につながるかのメタ解析が実施されている. その結果, VRリハビリテーショントレーニングでは, 歩幅やバランス機能の側面において, 従来型リハビリテーショントレーニングよりも優れたパフォーマンスを示すことが明らかとなった. さらに, 副次的アウトカムに関しても, 対照群と比較して, VRリハビリテーショントレーニングは生活の質の向上に対してより顕著な効果を示した. 同様にVRを用いた遠隔リハビリテーションもバランスに効果があることが報告されており, 在宅ベースでのVR遠隔リハビリテーションの有用性が示されている[7].

ロボットリハビリテーションでは, 主に歩行能力に対するロボット支援歩行トレーニングと従来型のトレッドミルトレーニングの効果を比較する報告が相次いでいる. PD患者の運動障害に関する下肢ロボット支援歩行トレーニングと従来型トレーニングを比較したすべてのランダム化比較試験(RCT)では, 6分間歩行(6 MWT), timed up and go test(TUGT)およびUPDRS part Ⅲなどがロボット支援歩行トレーニングで有意に改善したことが報告されている[8)9)].

我々は, 経頭蓋直流電気刺激(transcranial direct current stimulation;tDCS)を用いた新規歩行リハビリテーションを開発してPD, 脊髄小脳変性症, 多系統萎縮症などの神経難病に特定臨床研究として適応している. 近年, 非侵襲的脳刺激法を用いて, 頭皮上から脳の神経活動を変化させることが可能となり, 脳卒中や神経疾患に対する治療法として臨床応用されるようになった. 我々は, PDに対して, ニューロモデュレーションの1つであるtDCSを手の巧緻運動訓練と併用させ, PDの手の巧緻運動障害に対する新たなリハビリテーションの可能性を提唱した[10]. tDCSは刺激装置が比較的安価で刺激電極の固定も容易であり, 運動中も刺激が可能であるなどリハビリテーション治療への導入がしやすいメリットを有する. また, 短時間のtDCSによって一次運動野の興奮性が変化することが明らかにされている. さらに最近では, 定常刺激ではなく患者個人での最適歩行リズム(周波数)に合致させたパターン直流刺激(transcranial alternative current stimulation;tACS)を脳に与えることで, 歩行リズムの脳内ネットワークを人為的に制御し, 歩行の脳内表現の空間的パターンを最適化することで歩行障害を正常化することを試みる臨床研究を行っている. すなわち, 歩行リズムを制御することで治療法が限られていたPD関連疾患で見られるすくみ足, 加速歩行, 小股歩行などの歩行障害を正常化する革新的な歩行リハビリテーション法の開発を目指している.

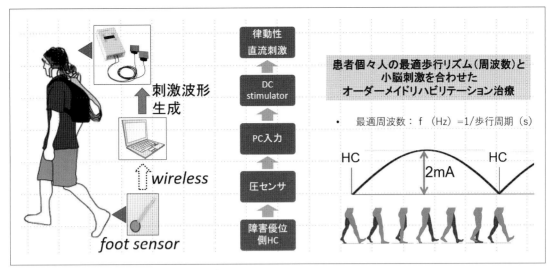

図 1. 歩行のニューロモデュレーション

PD関連疾患患者の最適歩行リズムを決定する至適周波数は，前評価の際に最良の歩行状態（オン状態）における歩行周波数として決定された数値で，その周波数を歩行リズム直流刺激に用いる．刺激は歩行の立脚期となる際に健側踵初期接地のタイミングで圧センサからのトリガーにより患者個人の1歩行周期に合わせて-1 ± 1 mAの微弱電流がサイン波形1周期で誘導される（closed loop stimulation）（**図1**）．最適化したclosed loop stimulationを併用した本刺激と偽刺激での歩行リハビリテーションを二重盲検で比較検討した．科学的妥当性に関する評価は，PD関連疾患患者の本刺激，偽刺激における主要評価項目である10 m自然歩行での歩行スピード（治療前，治療直後）を反復測定二元配置分散分析にて解析した結果，治療直後の本刺激群で有意な改善を認めた[11]．副次評価項目でも，加速度左右ピーク間隔時間のばらつきやすくみスコアで有意な改善を認めた．数例で歩行のみならず駆け足が可能となる症例を認めた．今後はこのように，様々な新しい医療技術を利用した積極的なリハビリテーション分野からの介入が期待され，革新的運動・認知機能回復がリハビリテーション治療として期待される．

神経難病リハビリテーションの全国的現状と課題

我々は，厚生労働省の難治性疾患政策研究事業において，難病患者のリハビリテーションの現状の全国調査を行った．全国に在住の30～85歳の指定難病患者2,000名でインターネット調査会社に登録しているモニターに対して研究協力の同意が得られた者を対象とした．データ収集期間として第1回2018年10月，第2回2019年10～11月，第3回2020年11月，第4回2021年11月に施行した．第4回は938名から回答を得た．対象となった指定難病はPD（29.4%），悪性関節リウマチ（8.8%），潰瘍性大腸炎（5.5%），もやもや病（4.1%），筋萎縮性側索硬化症（3.8%），筋ジストロフィー（3.5%），脊髄小脳変性症（3.2%）であり60%が神経難病であった．今回の3年後での難病患者のBarthel indexの検討では，日常生活動作は3年後も維持されていた（**図2**）．リハビリテーションの頻度は週2～3日（49.4%）と最も多く，1日が17.7%，4～5日が15.9%の順であった．1回あたりのリハビリテーション時間は30～40分（40.5%）が最も多く，1時間以上が34.1%，10～20分が18.5%であった．施行施設は，病院の外来（36.3%），デイ・ケアの通所（26.6%），訪問リハビリテーション（21.7%）の順で多く，第3回は

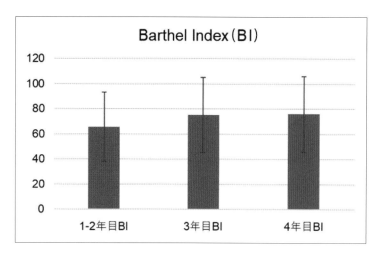

表 1. ADL に影響を与える因子の分析結果

	ADL 維持群	ADL 低下群
疾　患		神経難病
地　域	東京や政令指定都市	
保　険	医療保険・自費	介護保険
リハビリテーション時間	1 時間以上／回	
リハビリテーション内容	筋力強化訓練, 体操 自転車エルゴメーター	バランス訓練

COVID-19 の影響で病院の外来が 28% へ減少していたが第 1, 2 回レベルに回復していた. 51.7%が介護保険, 36.1% が医療保険を利用してリハビリテーションを継続していた. 80% の大多数が医療機関(47.3%)もしくはデイケア・デイサービスの療法士(39.4%)とリハビリテーションを行っていた. リハビリテーションの内容としては, 体操(46.4%), ストレッチ(51.9%), 歩行訓練(45.6%), 筋力強化訓練(55.6%), 関節可動域訓練(35.6%)を実施していた. これらは第 1, 2 回と比較して変化は認めなかった. 現在のリハビリテーションの問題点に関しては, 必要なリハビリテーション内容がわからない(22.1%), リハビリテーションの効果が実感できない(16.1%), 金銭的な面で十分なリハビリテーションを受けられない(12.9%), 近くにリハビリテーションを行う施設がない(13.3%), どこで行うかわからない(14.2%), 医療関係者からの指導を受けたことがない(9.4%)であった. 続いて Barthel Index による ADL 向上群, ADL 変化なし群, ADL 低下群の 3 群に分類しサブ解析を行った. ADL 低下群の基礎疾患は 42% が神経難病患者であった. ADL 変化とリハビリテーションの関連に関して, ADL に影響を与える因子の分析結果は表 1 の通りであった. ADL に影響を与える因子のサブ解析では, ADL の維持群は居住地域として東京や政令指定都市が有意に多く, 保険の種類では, 医療保険や自費が有意に多かった. また, リハビリテーションの内容としては 1 回 1 時間以上で, 筋力強化訓練, 体操, 自転車エルゴメーターをしている群が有意に多かった. 一方, ADL 低下群では, 疾患として神経難病が有意に多く, 保険の種類では, 介護保険が有意に多かった. リハビリテーション内容としてはバランス訓練が有意に多かった.

以上の結果より, 現行リハビリテーション体制が短期効果に寄与していることが明らかとなった. サブ解析の結果より, 難病患者の ADL の維持には疾患種類, 居住地, 1 回のリハビリテーション時間や内容が関連していることが明らかとなった. さらに, 特に神経難病患者のリハビリテーション内容として筋力強化, 全身調整運動, 嚥下訓練, 言語訓練が ADL の維持に関連しており, 理学療法士のみならず言語聴覚士や看護師を含めた専門性の高い訓練実施が ADL 維持に関連することが明らかとなった. 我々の既報告における, PD 185 名に対する無記名の自記式質問紙調

査では，QOL と Barthel index（r＝0.21，p＜0.01）で有意な関連を認めた．さらに，疾病自己管理行動および抑うつが QOL と関連しており，疾病自己管理行動の中では，特に歩行指導の実践（β＝0.17，p＜0.01）が QOL と関連していた．以上より特に神経筋疾患の難病患者では，指定医療機関などの専門医からの具体的診察・指導による患者・地域の療法士への情報フィードバックを行うことで患者を多職種，地域で見ていくことが重要であると考えられる．

神経難病リハビリテーションの医療者側の問題点

フィードバックシステム構築の中で，地域の療法士へ医療情報をいかに還元するかも重要と考えられる．すなわち，指定医療機関の専門医もしくは療法士からの情報提供・指示があったとしてもそれを反映できる難病に対する知識がなければ遂行することが困難となるためである．したがって，病院のみならず，医院，クリニック，デイケア，デイサービスで難病患者のリハビリテーションを行う医療者への難病に対する十分な医療情報提供・教育も重要となってくる．理学療法士の教育の面で，本年度より療法士側からの問題点，ニーズを的確に把握し，オンライン教育や必要技術提供などの情報提供を行う方策を検討するための理学療法士協会へのアンケート調査を実施した．その結果，急性期・回復期リハビリテーション病院での勤務療法士の回答が多く，勤務年数平均15年であった．難病患者の内訳としてPD，脊髄小脳変性症の順で多く，70％が神経難病であった．全例で30〜40分間の個別訓練を医療保険で行っており，PD では，関節可動域訓練，ストレッチ，バランス訓練，筋萎縮性側索硬化症では，呼吸訓練を行っていた．問題点として，主治医との情報共有ができない，リハビリテーションの終了時期がわからないことが挙げられた．不足する知識としては，症状に対する効果的なリハビリテーションの内容や薬の副作用が挙げられ，配信型オンデマンド，e-learning や web 講演会で，他病院

で行っている実例紹介や効果的なリハビリテーションの内容の実技・実演があれば参加したいとの意見であった．遠隔リハビリテーションは機器の問題により行われていなかった．

以上の結果より，比較的勤務年数が長い理学療法士であっても，主治医との情報共有や知識不足を自覚していることが明らかとなった．特にクリニック，デイケア，デイサービスでの難病患者のリハビリテーションは療法士が孤立して従事している可能性が考えられ，十分な医療情報提供・教育機会を与えることが重要である．したがって，配信型オンデマンド，e-learning，web 講演会にて教育機会を提供していく必要性があると考えられた．

終わりに

神経難病は近年様々な治療法や薬剤が開発され，多くの疾患で生命予後に関する治療成績は飛躍的に向上した．今後は神経難病患者の運動・認知機能や ADL，QOL をいかに維持していくかが重要な課題となってくる．PD を含めた神経難病患者において内科的もしくは外科的治療とリハビリテーションは両輪であると考えられ，どちらか一方が欠けても機能維持をすることは困難となる．昨今の内科的・外科的治療の進歩により PD 患者は長期間自立した生活を送ることが可能となってきた．その一端を担っているのは，リハビリテーションであり，平均週2回の病院もしくはデイケア・デイサービスでのリハビリテーションで筋力強化訓練，立位バランス訓練，歩行訓練などを実施していることは機能維持に不可欠である．さらに今後は機能維持のみならず，機能回復のための先進機器を用いた革新的リハビリテーション治療が医療保険として利用できるようになることが期待される．

文　献

1）福永秀敏：パーキンソン病などの神経筋疾患．総

合リハ，**29**：715-718，2001.

2）阿部康二：パーキンソン病診療の新しい展開．*Mebio*，**30**(11)：71，2013.

3）パーキンソン病治療ガイドライン作成委員会編，日本神経学会監，パーキンソン病治療ガイドライン2011，143，2011.

4）Global Parkinson's Disease Survey Steering Committee：Factors impacting on quality of life in Parkinson's disease：results from an international survey. *Mov Disord*, **17**(1)：60-67, 2002.

5）パーキンソン病治療ガイドライン作成委員会編，日本神経学会監，パーキンソン病治療ガイドライン2011，14，2011.

6）Pereira APS, et al：Music therapy and dance as gait rehabilitation in patients with Parkinson disease：A review of evidence. *J Geriatr Psychiatry Neurol*, **32**(1)：49-56, 2019.

7）Truijen S, et al：Effect of home-based virtual reality training and telerehabilitation on balance in individuals with Parkinson disease, multiple sclerosis, and stroke：a systematic review and meta-analysis. *Neurol Sci*, **43**(5)：2995-3006, 2022.

8）Capecci M, et al：Clinical effects of robot-assisted gait training and treadmill training for Parkinson's disease. A randomized controlled trial. *Ann Phys Rehabil Med*, **62**(5)：303-312, 2019.

9）Xue X, et al：Efficacy of rehabilitation robot-assisted gait training on lower extremity dyskinesia in patients with Parkinson's disease：A systematic review and meta-analysis. *Aging Res Rev*, **85**：101837, 2023.

10）Horiba M, et al：Impaired motor skill acquisition using mirror visual feedback improved by transcranial direct current stimulation(tDCS)in patients with Parkinson's Disease. *Front Neurosci*, **13**：602, 2019.

11）Nojima I, et al：Gait-combined closed-loop brain stimulation can improve walking dynamics in Parkinsonian gait disturbances：a randomised-control trial. *J Neurol Neurosurg Psychiatry*, **94**(11)：938-944, 2023.

Summary　パーキンソン症候群の歩行障害に対して，踵センサーにより患者個々人の歩行リズムと同期させたパターン直流電流刺激を脳内歩行関連ネットワークの一部である小脳に与えることで歩行スピードやすくみ足が改善されることを報告した．

日本スポーツ整形外科学会 2024（JSOA2024）

会　期：2024 年 9 月 12 日（木）～9 月 13 日（金）
会　長：熊井 司（早稲田大学スポーツ科学学術院 教授）
　　　　　金岡 恒治（早稲田大学スポーツ科学学術院 教授）
テーマ：「學」—スポーツ医科学の学び舎—
会　場：早稲田大学　大隈記念講堂 早稲田キャンパス
　　　　　〒 169-8050 新宿区西早稲田 1-6-1
　　　　　リーガロイヤルホテル東京
　　　　　〒 169-8613 東京都新宿区戸塚町 1-104-19
併　催：第 21 回日韓整形外科スポーツ医学会合同シンポジウム
　　　　　2024 年 9 月 14 日（土）　大隈記念講堂
学会ホームページ：https://www.huddle-inc.jp/jsoa2024/
演題募集期間：2024 年 3 月中旬～4 月末（予定）
主催事務局：早稲田大学 スポーツ科学学術院
　　　　　〒 359-1192 所沢市三ケ島 2-579-15
運営事務局：株式会社ハドル 内
　　　　　〒 160-0022 東京都新宿区新宿 3 丁目 5-6
　　　　　キュープラザ新宿 3 丁目 6F
　　　　　TEL：03-6322-7972　　FAX：03-6369-3140
　　　　　E-mail：jsoa2024@huddle-inc.jp

第35回日本末梢神経学会学術集会

会　長：髙嶋　博（鹿児島大学大学院医歯学総合研究科脳神経内科・老年病学 教授）
会　期：2024 年 9 月 6 日（金），7 日（土）
会　場：鹿児島県医師会館
　　　　　（〒 890-0053 鹿児島県鹿児島市中央町 8-1）
　　　　　（現地参加のみ）
テーマ：末梢神経障害—真の原因を求めて—
演題募集期間：2024 年 2 月 6 日（火）～4 月 9 日（火）
海外招待講演：Raymond L. Rosales（University of Santo Tomas Hospital）先生
教育講演，シンポジウム：末梢神経の画像診断，末梢神経病理，慢性炎症性多発根ニューロパチーの新ガイドラインの概要，糖尿病性ニューロパチーの治療の Tips，アミロイドーシスに対する遺伝子治療の進歩，再生医療，日本で発見された末梢神経疾患，末梢神経の手術の進歩，免疫ニューロパチー・ノドパチー，遺伝性ニューロパチー，ほか

日本整形外科学会，日本神経学会，日本リハビリテーション医学会，日本手外科学会，日本形成外科学会，日本臨床神経生理学会の専門医認定更新単位申請を予定しております.

詳細は HP にてお知らせいたします：
https://www.congre.co.jp/jpns2024/

第 35 回日本末梢神経学会学術集会運営事務局：
　　　　　株式会社コングレ内
　　　　　〒 810-0001　福岡市中央区天神 1-9-17-11F
　　　　　TEL：092-718-3531　FAX：092-716-7143
　　　　　E-mail：jpns2024@congre.co.jp

FAX による注文・住所変更届け

改定：2024 年 1 月

　毎度ご購読いただきましてありがとうございます．

　読者の皆様方に弊社の本をより確実にお届けさせていただくために，FAX でのご注文・住所変更届けを受けつけております．この機会に是非ご利用ください．

◇ご利用方法

　FAX 専用注文書・住所変更届けは，そのまま切り離して FAX 用紙としてご利用ください．また，注文の場合手続き終了後，ご購入商品と郵便振替用紙を同封してお送りいたします．**代金が税込 5,000 円をこえる場合，代金引換便とさせて頂きます**．その他，申し込み・変更届けの方法は電話，郵便はがきも同様です．

◇代金引換について

　代金が税込 5,000 円をこえる場合，代金引換とさせて頂きます．配達員が商品をお届けした際に，現金またはクレジットカード・デビットカードにて代金を配達員にお支払い下さい（本の代金＋消費税＋送料）．（※年間定期購読と同時に 5,000 円をこえるご注文を頂いた場合は代金引換とはなりません．郵便振替用紙を同封して発送いたします．代金後払いという形になります．送料は，定期購読を含むご注文の場合は弊社が負担します）

◇年間定期購読のお申し込みについて

　年間定期購読は，1 年分を前金で頂いておりますため，代金引換とはなりません．郵便振替用紙を本と同封または別送いたします．送料弊社負担，また何月号からでもお申込み頂けます．

　毎年末，次年度定期購読のご案内をお送りいたしますので，定期購読更新のお手間が非常に少なく済みます．

◇住所変更届けについて

　年間購読をお申し込みされております方は，その期間中お届け先が変更します際，必ずご連絡下さいますようよろしくお願い致します．

◇取消，変更について

　取消，変更につきましては，お早めに FAX，お電話でお知らせ下さい．

　返品は，原則として受けつけておりませんが，返品の場合の郵送料はお客様負担とさせていただきます．その際は必ず弊社へご連絡ください．

◇ご送本について

　ご送本につきましては，ご注文がありましてから約 1 週間前後とみていただきたいと思います．

◇個人情報の利用目的

　お客様から収集させていただいた個人情報，ご注文情報は本サービスを提供する目的（本の発送，ご注文内容の確認，問い合わせに対しての回答等）以外には利用することはございません．

　その他，ご不明な点は弊社までご連絡ください．

株式会社　全日本病院出版会　〒113-0033 東京都文京区本郷 3-16-4-7F
電話 03(5689)5989　FAX03(5689)8030　郵便振替口座 00160-9-58753

FAX 専用注文書 リハ 2404　　　　年　　月　　日

○印	Monthly Book Medical Rehabilitation	定価(消費税込み)	冊数
	2024 年___月～12 月定期購読(送料弊社負担)		
	MB Med Reha No. 293　リハビリテーション医療の現場で役立つくすりの知識　増大号	4,400 円	
	MB Med Reha No. 289　リハビリテーション診療に必要な動作解析　増刊号	5,500 円	
	MB Med Reha No. 280　運動器の新しい治療法とリハビリテーション診療　増大号	4,400 円	
	MB Med Reha No. 276　回復期リハビリテーション病棟における 疾患・障害管理のコツ Q&A—困ること，対処法—　増刊号	5,500 円	
	MB Med Reha No. 269　種目別スポーツ　リハビリテーション診療 —医師の考え方・セラピストのアプローチ—　増大号	4,400 円	
	MB Med Reha No. 267　実践！在宅摂食嚥下リハビリテーション診療　増刊号	5,500 円	
	バックナンバー(号数と冊数をご記入ください)		

○印	Monthly Book Orthopaedics	定価(消費税込み)	冊数
	2024 年___月～12 月定期購読(送料弊社負担)		
	MB Orthopaedics Vol. 36 No. 10　整形外科外来 Red Flags 2023　増刊号	6,600 円	
	MB Orthopaedics Vol. 36 No. 5　大人とこどものスポーツ外来 上肢・体幹編　増大号	5,720 円	
	バックナンバー(巻数号数と冊数をご記入ください 例：36-12 など)		

○印	書籍	定価(消費税込み)	冊数
	輝生会がおくる！リハビリテーションチーム研修テキスト—チームアプローチの真髄を理解する—	3,850 円	
	四季を楽しむ　ビジュアル嚥下食レシピ	3,960 円	
	優投生塾 投球障害攻略マスターガイド【Web 動画付き】	7,480 円	
	足の総合病院・下北沢病院がおくる！ ポケット判 主訴から引く足のプライマリケアマニュアル	6,380 円	
	外傷エコー診療のすすめ【Web 動画付】	8,800 円	
	明日の足診療シリーズⅣ　足の外傷・絞扼性神経障害、糖尿病足の診かた	8,690 円	
	明日の足診療シリーズⅢ　足のスポーツ外傷・障害の診かた	9,350 円	
	明日の足診療シリーズⅡ　足の腫瘍性病変・小児疾患の診かた	9,900 円	
	明日の足診療シリーズⅠ　足の変性疾患・後天性変形の診かた	9,350 円	
	運動器臨床解剖学—チーム秋田の「メゾ解剖学」基本講座—	5,940 円	
	足関節ねんざ症候群—足くびのねんざを正しく理解する書—	6,050 円	
	睡眠環境学入門	3,850 円	
	健康・医療・福祉のための睡眠検定ハンドブック up to date	4,950 円	
	小児の睡眠呼吸障害マニュアル第 2 版	7,920 円	

お名前　フリガナ　　　　　　　　　　　　　　　　　　㊞　　診療科

ご送付先　〒　　－

□自宅　　□お勤め先

電話番号　　　　　　　　　　　　　　　　　　　　　　□自宅
□お勤め先

バックナンバー・書籍合計
5,000 円以上のご注文
は代金引換発送になります

—お問い合わせ先—
㈱全日本病院出版会営業部
電話 03(5689)5989　　　　FAX 03(5689)8030

FAX 03-5689-8030

年　　月　　日

住 所 変 更 届 け

お 名 前	フリガナ	
お客様番号		毎回お送りしています封筒のお名前の右上に印字されております8ケタの番号をご記入下さい。
新お届け先	〒　　　　　都 道 　　　　　　府 県	
新電話番号	（　　　　　　）	
変更日付	年　　月　　日より	月号より
旧お届け先	〒	

※ 年間購読を注文されております雑誌・書籍名に✓を付けて下さい。

☐ Monthly Book Orthopaedics（月刊誌）

☐ Monthly Book Derma.（月刊誌）

☐ Monthly Book Medical Rehabilitation（月刊誌）

☐ Monthly Book ENTONI（月刊誌）

☐ PEPARS（月刊誌）

☐ Monthly Book OCULISTA（月刊誌）

FAX 03-5689-8030

全日本病院出版会行

MEDICAL REHABILITATION

■ バックナンバー一覧

各号定価 2,750 円（本体 2,500 円＋税）．（増刊・増大号を除く）
在庫僅少品もございます．品切の場合はご容赦ください．
（2024 年 3 月現在）

掲載されていないバックナンバーにつきまし
ては，弊社ホームページ（www.zenniti.com）
をご覧下さい．

2024 年　年間購読　受付中！
年間購読料　40,150 円(消費税込)(送料弊社負担)
(通常号 11 冊＋増大号 1 冊＋増刊号 1 冊：合計 13 冊)

click

全日本病院出版会　　　　　検索

No.299　編集：
植木美乃　名古屋市立大学大学院教授

Monthly Book Medical Rehabilitation　No.299

2024 年 4 月 15 日発行（毎月 1 回 15 日発行）
定価は表紙に表示してあります.
Printed in Japan

© ZEN・NIHONBYOIN・SHUPPANKAI, 2024

発行者　　末　定　広　光
発行所　　　株式会社　全日本病院出版会
〒 113-0033　東京都文京区本郷 3 丁目 16 番 4 号 7 階
　　　　　　電話（03）5689-5989　Fax（03）5689-8030
　　　　　　郵便振替口座 00160-9-58753

印刷・製本　二報社印刷株式会社　　　電話（03）3637-0005
広告取扱店　株式会社文京メディカル　電話（03）3817-8036